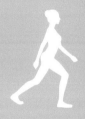

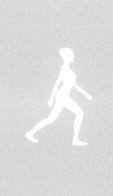

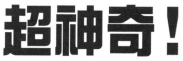

超神奇！
延展身體黃金期的
無骨式健走操

年輕**20**歲
解除累積傷
遠離各種病痛！

謝安——著

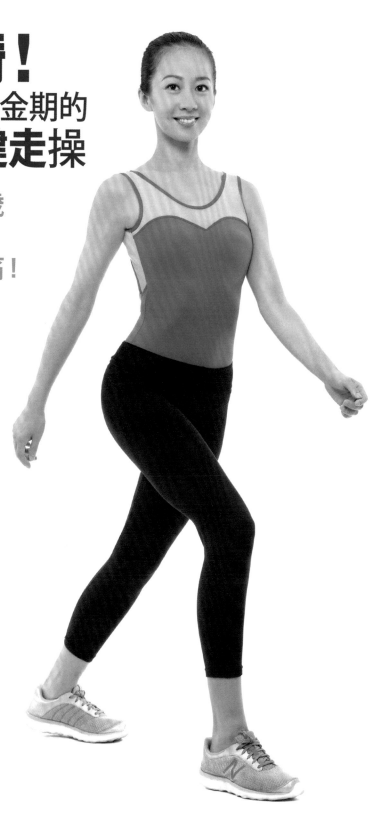

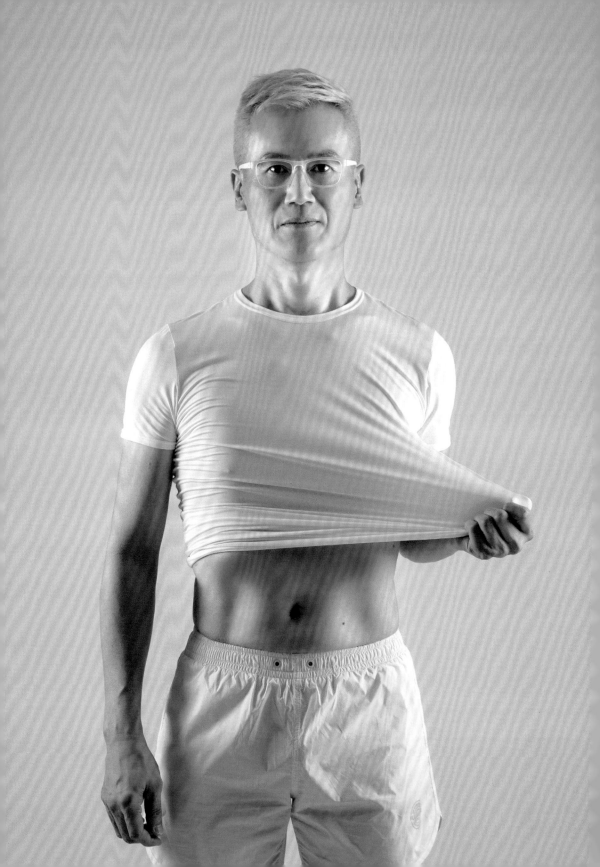

不用打針吃藥，
也能年輕二十歲的祕訣

你是否曾被醫生說過，或不記得自己是從何時開始，就已默默接受
——身體不適是因為「退化」了，「退化」是必然且不可逆的旅程，
所以也就只能這樣認了。

然而對於這樣的說詞，你內心真的服氣嗎？！
要我，我就不服！

「為什麼？」「憑什麼？」「你是誰？」我想你會這樣問，在回答這
些問題之前，想請諸君先過目以下兩個「驚悚數據」——

數據一：根據衛生福利部的公布，癌症時鐘快轉，每五分四十秒就有
一人罹癌！二〇一一年全台罹癌人數新增了九萬二千多人，較前一年
增加二・二％，創歷史新高。

數據二：老化指數遠高於歐美！在長期少子化趨勢下，近年台灣老年
人口占比已攀升到一一・一五％，老化指數遠高於美國、紐西蘭、澳
洲及其他亞洲國家。

大家都知道生老病死是任誰也無法抵抗的定律，但類似上述的數據，幾乎每隔一段期間就會被公布，實在讓人不得不隨之心生恐懼。

每當看到這些令人恐懼的罹病數據，或整個國家急速老化的無奈現況時，我個人比較好奇的是，不曉得大家除了不予理會或跟著憂慮外，有沒有想過或打算做怎樣的「準備」來因應，特別是針對醫生或一般認知的「退化」這個棘手問題？

你或許認為應該還可以？或許有人覺得應該沒有那麼衰？或許有人也自認都有在注意保養及定期檢查……但是，真的靠那樣的「認為」就能安心嗎？特別是，大家真的已經實實在在地準備好迎接「一定的年紀」後的身體了嗎？換句話說，不管內科或外科……對於隨著年齡增長所帶來的各器官、組織的傷痛病變問題，大家真的有想像過或有想出較可行的應對方法了嗎？

首先，我想從我個人過去各種關節病痛經歷中，最常聽到醫生說的——「退化性」關節炎談起。

如果對「有一定年紀」的人這樣問起：「對你來說，想要做什麼就做什麼，想去哪就去哪，想怎麼動就怎麼動，一點也毋須擔心哪邊會怎樣或是否忘了帶藥，甚至不用煩惱因預約掛號門診時間卡住，而挑不出日子出遠門之類的……這樣的日子可能嗎？」

我想，得到的回答幾乎百分之百都是：「何止可能？簡直太奢侈了！」

畢竟對一般人來說，「有一定年紀」代表的就是——機能變弱的都已經變弱，而組織邁向惡壞的路程亦不遠矣。套句醫生最常說的專業用語，那就是「退化了」！由於「退化」聽起來就像一道絕不可抗的「宿命」，所以大多數的人接受了這個宣判，認定自己已沒那種自由自在過活的命。

然而，這世上仍存在許多「不認命」的人，他們積極地尋求各種方法來對抗這個「退化宿命」。這些抗退化法有自古流傳至今的傳統療法，也有現代醫學發明出的新興療法，可謂百花齊放、百家爭鳴。

傳統療法不少，常見的例如「放血療法」。這療法已有千年歷史。它是藉由刺破人體特定的穴位淺表脈絡放出少量血液，據說對關節疼痛有很好的療效。以至於現今仍不時聽到周遭有人接受這類療法。

新的則有「自體生長因子注射療法（PRP）」——這原本是被歐美運動員視為「疼痛終結者」的高濃度血小板血漿注射療法。治療方法是先從自體血液中分離出血小板，再萃取血小板所含的生長因子，注射到疼痛處，藉以減緩或是暫停軟骨細胞的壞死、磨損，進而緩解關節的「退化」，減輕膝關節的疼痛。聽說被引進台灣後，治療者趨之若鶩，儘管要價不斐，每注射一劑就得花上一萬五千元，而且效能只能維持九個月到一年。但由於給人一種「打完針就可以不用換人工關節」的感覺，因此也吸引了不少人。

不管是消極的「慢慢」治療，或較積極的「拚命」治療，就我長期鑽

研各種關節相關病痛的經驗看來，上述治療方式除了有治標不治本的疑慮之外，我更認為現有醫界所持的「退化」概念或認知，確有討論空間。

就讓我以自身的故事來說明——那是我四十八歲時的痛苦經歷，並解釋本書的「用意」所在。

當時因為幾乎無法彎腰，或勉強彎下後就很難挺直的腰部問題，我去了台北某大醫院的骨科求診。那位醫生從病歷表看到我的年齡後，不僅 X 光片沒用心看，連聽也沒聽我講完，就直接對我說：「這是上了年紀，退化了，我開個藥……」我聽了非常震驚，這實在是太「不可思議」了，怎麼會遇到這樣的醫生，居然對我輕易地下了審判。

但是我實在是因為太不舒服又太不方便了，隔天又到另一家醫院掛號。這回，我找的是復健科。而當醫生看了 X 光片後，一開口卻是：「你怎麼還不趕快辦理住院、開刀！」我只是直覺地回說：「我不想開刀！」醫生接著說：「那就長年復健！」我心想別無他途了，所以只好接受該醫院的拉腰復健，但做了三次後沒有改善，於是就放棄了在醫院的復健之路。

後來，我運用自己的各種「發現」，探尋肩關節問題「關鍵元凶」及各種相對應的調整方法，成功的調好了這個醫生口中不可能治好的腰傷，甚至在我進一步發現「累積傷」的存在及相關實證後，更獲得王貞治先生及日本棒球球探，乃至日本職棒著名投手本人之邀，請我到

日本幫選手們調整各種關節傷痛及解除從未被處理到的「累積傷」，
並成功地解救了已瀕臨病痛邊緣、非開刀不可的偶像投手！

除了運用「累積傷」原理找出問題之外，再搭配我獨門發覺的「內科」
關鍵——「腹活能」（亦即「氣血循環力」），很快地，我就讓自己
克服了醫生口中的「退化」或「老化」問題。而這套我獨創且每天
實行的方法，我統稱為
無骨式健走操！它不但
讓我日漸回春、更有元
氣，也幫助了不少需要
的人，像是王貞治先生、
日本的社長、加拿大的
僑胞及國內外許多跟我
有一樣困擾的人。

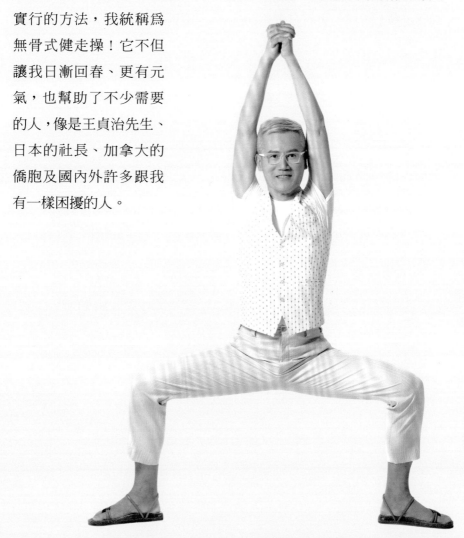

本書藉由多則實際成功案例分享，解釋說明我獨創的，結合「累積傷」排除與「腹活能」強化，進而實現「抗退化」目的的「肌氣改造」理論。另外，本書中還會將我在鍛鍊時期所創發的獨家功夫——無骨式健走操推薦給大家。

由衷祈望我這套抗「退化」之獨家私房菜：「延展身體黃金期的無骨式健走操」，能對大家有實質助益，一起找回年輕二十歲的體態！

謝安
二○一四年五月寫於台北

**看看我從前生病的樣貌，再對比我現在靈活的身手！
我大膽直言，沒有「退化」這回事！**

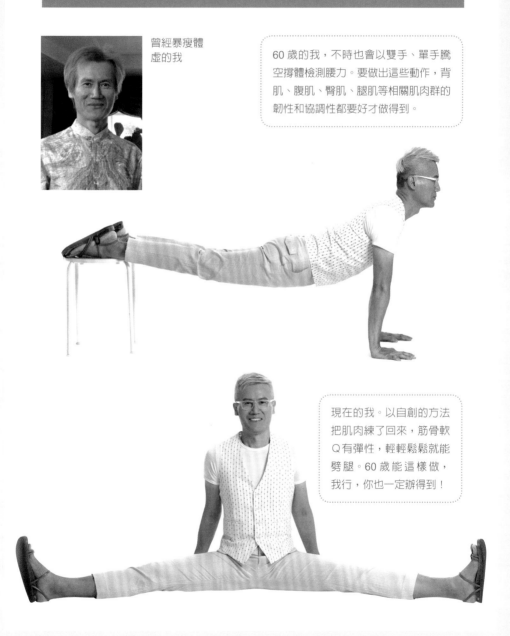

曾經暴瘦體
虛的我

60 歲的我，不時也會以雙手、單手騰空撐體檢測腰力。要做出這些動作，背肌、腹肌、臀肌、腿肌等相關肌肉群的韌性和協調性都要好才做得到。

現在的我。以自創的方法把肌肉練了回來，筋骨軟Q有彈性，輕輕鬆鬆就能劈腿。60 歲能這樣做，我行，你也一定辦得到！

CONTENTS 目錄

Chapter 3

王貞治也肯定的「累積傷」理論

痠痛麻痺等問題，關鍵都在於未能察覺「累積傷」。要是能夠及時檢查出累積傷所在，即刻
給予有效解除，之後的苦痛或災難其實都是可以避免的。

Chapter 4
強化「腹活能」，抗退化從體內來！

「腹活能吐納法」不僅能改善因動能不足引起的各種症頭，還可將氣血循環效能維持在最活絡狀態，從自己體內抗退化，進而達到生命回春的境界。

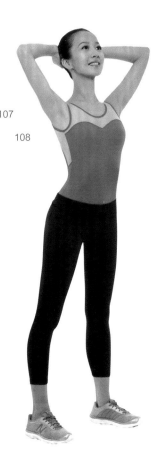

Chapter 5
瘦身、運動、保養三合一的無骨式健走操

無骨式健走操是能帶來真正「肌鬆」與「氣通」的運動。除了可解除關節痠痛之外,也能強化新陳代謝力並促使脂肪燃燒與強化肌肉,達到瘦身效果!

Chapter6
我的抗退化飲食法

「吃」是影響健康的首要因素!為了健康、為了不讓身體各個器官組織的機能表現「退步」,希望大家都能花點時間找到最適合自己的健康飲食法。

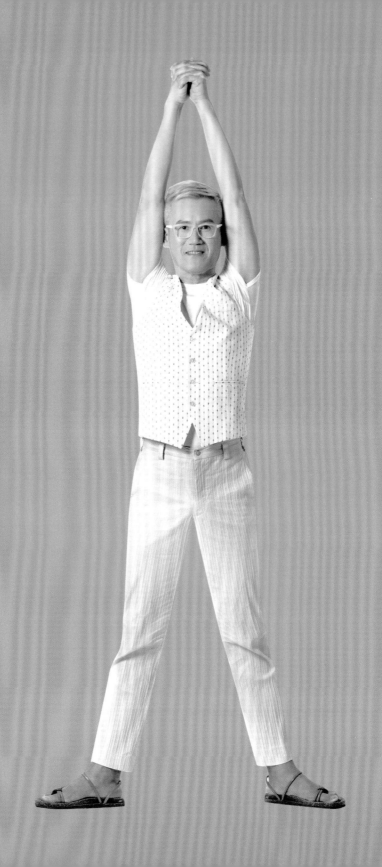

1

古人三折肱成良醫，
我病了五十載才悟得真理

我不服醫生所謂的「自然退化說」！正因為
不死心，才讓我幾度從鬼門關撿回一命，更
克服了退化、老化的宿命論，越活越勇健。

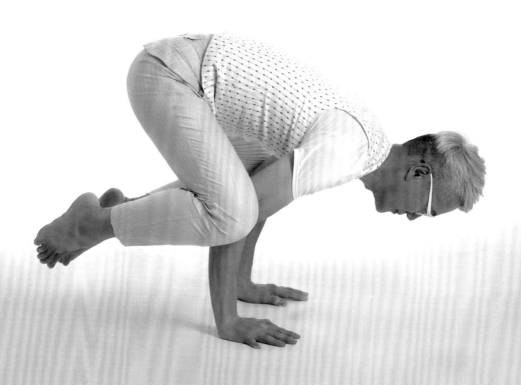

這是我用來檢測自己身體狀態的動作之一：雙手撐起整個身體。能維持這種高難度的平衡，就意味著肌肉處於最佳「三度」狀態。60 歲的我沒有筋骨僵硬，這不正是「抗退化」最好的實例嗎？

我們常常都是在失而復得之後，才懂得「健康」的可貴。

打從我有記憶以來，就是在吃藥、打針、急診、住院，以及無數次抽血中度過，同時歷經胃鏡、腸鏡、X 光、MRI 到 CT……各種大大小小檢查中熬過來。詳細情形，就請跟我走一趟我的「病痛之旅」。

我生長在台南的一個小鄉鎮，從小就一直被病痛或意外纏身。小學時，就算只是受涼，也會演變成喉嚨發炎、全身發抖痠痛的重感冒。這種慘事如果久久來一次，或許還可接受，但我可沒那麼好命，狀況差的時候不分季節，每個月都得受折磨一次。且或許是常生病的關係，小學時的我，不管身高或體重都是輕量級，也因此常是被霸凌的對象。

而在這個「灰色時期」，唯一談得上救贖的，就是放學後跟同伴踢足球。某天，學校操場被一群專校生及高中生占走，我們幾個蘿蔔頭只好改在廢棄的溜冰場踢足球。當時是夏天午後五點左右，記憶中天還很亮，我們開心地跑著、踢著，追過來、閃過去，完全沒想到下一秒，災難會突然地降臨我身上。

猶記得我前一刻還開心地踢球，下一刻卻在昏昏沉沉、半夢半醒間甦醒過來，且時序已來到夜晚，周圍半個人也無，我就這樣被夥伴遺棄在冰冷的溜冰場。我吃力地從地上爬起，搖搖晃晃地走回距離不算近的家，當時雖頭痛欲裂，但因年少無知，以為睡個覺就沒事了，於是便先上了床，然而就在那一剎那，眼前突然一黑，毫無預警地經歷第

一次的「看不見」，當下我極為害怕慌亂，哭啊、喊啊、叫啊……之後，又是一塊記憶斷層。

據說，我就這樣不醒人事地昏死了一個禮拜。等到再度睜開眼睛時，我人已在台南空軍總醫院的病床上。

後來，聽媽媽說才知道，我在鬼門關前走了二回！首先，是在溜冰場昏死了約一個多鐘頭，原因是跌倒時身體後仰，後腦撞到水泥突起物；中途雖暫時活了過來，接著又昏死約莫一個禮拜。且送醫過程中還曾被兩家醫院拒收，若不是阿姨連絡當時台南郭婦產科醫院的院長，拜託空總的醫生搭救，我可能就這樣告別了人間。

但，這只是我淒慘生命的序曲而已！

那次之後，我原本瘦弱的身體更是每況愈下，更慘的是以前怎麼考都滿分的成績，居然日漸退步，最後連原本可拿校長獎的機會也沒了。我就這樣帶著諸多遺憾，進了私立初中，卻又碰到了更惡質的霸凌，每天過著怕被「盯上」的日子，幾乎已達憂鬱的狀態，成績也毫無起色，我彷彿失去了人生價值，記得最後一次模擬考發成績單時，導師看著我的成績嘆了口氣，然後對我說道：「我看你不用升學了！」在那成績掛帥的年代，可想而知這對我來說是多麼大的打擊！

但我能怪誰呢？我也想讀出好成績，但我時常動不動就頭痛得要命，一感冒就必定拖個十天半個月，我根本無法把書念好。然而，這還不

算是最大的打擊，在上述那些折磨之外，竟又有莫名奇妙的腹痛來攪局，甚至成為我高中時期最大的惡夢！

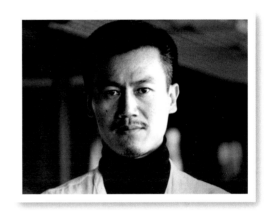

可想而知，我是越來越面黃肌瘦，當時別無他法，只好隻身搭車北上到台大醫院求名醫醫治。那也是我胃鏡（後來至今陸續吞過六七次吧）及腸鏡的初體驗，我一生難忘其所帶來的衝擊感。

沒想到折騰了老半天，檢驗出來的結果竟是「正常」！台大的名醫對我的病情無解，於是我就要了些止瀉藥吃。或許我天生就是個倒楣鬼，平常人吃了沒事，我卻落得藥物中毒，差點又要了命。

俗話說，有一就有二，同一年的某天中午，我在學校附近的小吃攤可能吃到不新鮮的海產，最初只有背部一點奇癢無比，傍晚時又多了幾個點騷擾著我，到了晚上九點左右，幾乎全身都布滿令人抓狂的癢點！我雖用了整罐的綠油精，卻依然無法抑制騷癢擴展開來的慘況。

那夜我根本無法入睡。隔天下樓準備到醫院看醫生，卻沒想到我就在一樓跟二樓的樓梯轉角處突然抽搐，昏厥過去！幸好當時房東太太及時發現，才把小命撿回來。

求學體弱，工作更是病衰

我是隻身前往日本留學，當時只顧著拚命吸收每天所見所聞，並沒有特別留意飲食及養生，就在生平初次見到下雪的那天後（直接從被窩起來打開窗戶，好奇地觀賞下雪情景一陣子……），我竟然得了相當嚴重的感冒，住院後仍持續高燒不退，點滴一個禮拜未曾中斷過地一瓶接一瓶。

那時眼看著就要考大學，我簡直是心急如焚，最後勉強醫生讓我出院，後來想想，這實在是個錯誤的決定。記得剛出院時，我的身體仍是輕飄飄的，眼睛也看不太清楚，咳出來的痰還是駭人的黑色！

但，我一心只想著考試，雖然身體狀況極為不適，但我仍盡力屏除輕生的紊亂念頭，憑藉著意志與從語文學校第一名畢業的底子，認真地瞄準早稻田大學奮鬥著。

記得當時去入學面試時，身體仍處於極端畏寒以及輕飄飄的狀態（感冒藥物的副作用……），不過幸好後來我如願考上了第一志願，我想我的順利人生終於要揚帆了，但後來才發現，那不過是我「天真」的以為……

我大二時，衰運又造訪了，這次是急性盲腸炎。到醫院開刀，偏偏讓我碰到一個十足的庸醫，開肚後東挖西挖半天，就是找不到要割的盲腸，最後總算把我的盲腸割了下來，卻留下十二公分的傷口，加上後

續處理不佳，周圍還呈現了沾黏，到現在我仍深受影響。

所幸我順利畢業了，返國後前兩年是在廣告公司就業，之後就進入生命中最重要的大轉行——從事藝術創作（從攝影到裝置藝術再到表演藝術）！其實我在藝術創作的領域撐了好幾個更艱辛的年頭，其中的苦難大半指的是身體整體的「病衰」。

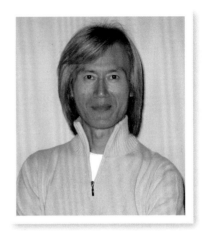

不健康時期的我

除了拍照時有「動」之外，幾乎天天都花上十幾個小時閱讀，以及看日本的電視吸取新知，吃也不像樣、睡也不像樣，往往凌晨才入睡，然後中午或下午才醒過來吃所謂的「早午餐」。久而久之，身體終究垮了，一個小感冒嚴重得讓我連續咳了兩個月，三餐吃得再多，體重還是一直掉，整個人瘦到不成人形。

於是，我又陷入惡性循環中，病走了又來，來了又走，直到我領悟出「腹活能」，創發出所謂的「腹活能吐納法」後，才總算恢復了大半體力，而就在練得小有所成時，我開始大方的分享給比我更虛弱的人，用鍛鍊得來的那股「元氣」幫他們調氣……

受我幫助的朋友，大都患有重症，所以在調氣的過程中，儘管幫他們排出了「病氣」，卻無法阻止那「病氣」上我的身。這簡直可用「中

彈」二字形容，就在短短的一個禮拜內我竟爆瘦了七公斤，從原本精氣神飽滿的狀態忽然變成乾癟的皮球，身體非常非常地脆弱。

身體這樣子暴瘦實在令人不安，於是我又往醫院衝，前後連續跑了五科做各種檢查，分別被懷疑罹患了胃癌、糖尿病、尿崩症、肺結核、攝護腺癌等等各種恐怖的疾病，這些「懷疑」讓我幾乎發瘋崩潰，因為明明在這之前我的身體狀態如此良好，現在卻是從天堂一下子掉入地獄……

小插曲──
二〇〇六年，我因為膽囊結石而接受西醫手術解決。哪知，在開刀住院僅僅兩天中，竟然因為院內感染，結果在出院後的當天晚上就發生急性肺炎而再度急赴醫院。從 X 光片看，右肺上半部是一片白，我整個胸口痛到想撞牆！後來醫生緊急開了藥物給我，連續吃了幾粒之後才稍微將病情控制下來。

而這僅是我抱病人生的上集──屬於「內科」的部分，接著請繼續看下集，是有關於關節傷痛科的慘劇部分。

可歌可泣的痠痛自救史

「痠痛」幾乎是現代文明人都無法避免的災難之一！大家都知道：「人活著，就要動，否則病痛就會找上門來！」的道理，但我自有更進一步的認知：「活著是得動，但要知道動哪裡、怎麼動，才是對抗病痛

的關鍵！」

人體的奧妙之處，其實是在於身體的「精密設計」，身體各組織間的環節，都在精密且準確相扣的過程中互相配合運作著。其他的不說，就頸、肩、腰、髖、膝、肘、腕各關節相關痠痛問題來看，所謂「精密設計」的地方，可從與上述這些關節環環相扣的肌肉、肌腱、韌帶與神經等部位組織清楚看到。

簡單講，關節健康與否，幾乎是由其周圍相關的肌肉等組織「精密準確」的互動搭配來決定的，而這也就是我所指的，人體奧妙「精密設計」之處！

任誰都一樣，**當長久不用或使用不當時，往往造訪的不是痛不可抑的急性傷，就是雖無察覺但已漸入險境的慢性「累積傷」**（將於 chapter 3 詳述），這是上述「精密設計」的人體必然的宿命。

當然，曾經的我也不例外！以下就是令我相當「刻骨銘心」的三個受傷歷程。

其一： 車禍撞斷鎖骨，引發日後腰椎骨刺問題

我二十四歲那年人在台北工作，某日返回南部參加阿嬤的喪禮後，騎車趕往台北車站的途中，竟然碰到一場影響我此生最關鍵的車禍！

當時，我的左臂被撞斷而凹轉到胸前正中央，左鎖骨完全斷掉，光是

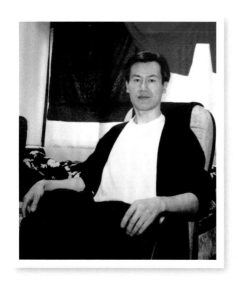

想像那模樣就極為駭人。就醫時，醫生僅用力把我的左肩往後一扳，劇烈的痛楚讓我當場昏厥……之後並未做其他處置，而我當時也沒察覺那骨頭根本沒被完全接好，導致影響到我日後的使力習慣，也間接造成了後來的脊椎側彎，以及長時間的不定時腰痠背痛。

痠痛一路追隨，三十三時歲時我辭掉廣告公司的工作，轉行成為自由藝術工作者，又為傷痛史揭開了新的序幕。當時我是攝影工作者，也為「雲門舞集」及「果陀劇場」等國內外的表演藝術團體拍攝劇照，攝影器材常常一背就是十幾公斤，甚至是二十幾公斤的，偏偏不太運動的我又不是塊耐操的料，所以沒多久就因時好時壞的腰痠背痛而掉入工作與醫院兩頭跑的日子。

當時（四十出頭）的慘狀是幾乎每天都得穿上護腰才敢出門，直到事情辦完回到家後才敢坐下來（因為一旦坐下後要再站直，所忍受的疼痛艱鉅……），另外如果在家稍微久坐後想要站直，唯一的辦法是先彎著腰慢慢搖晃到床邊，側身躺後接著再花大把功夫將身體一寸寸的拉平，慢慢翻身後再設法使勁推才能站起來。總之，我站不直的體態，簡直就像日本家喻戶曉的金婆婆、銀婆婆的九十度腰一樣……

我為了治療這個不堪的身體，跑遍了南北各大知名醫院、診所或國術館，也見識到了千奇百怪的各家調療方法，就這樣一直被說是「長骨刺」而持續到處逛醫院找名醫……但，終究沒能讓我完全脫離腰痠背痛的苦日子！

其二： 「百肩俠」鬼門關走了一回

四十八歲那年，我的另一個災難又來報到，那就是我的左右肩傷。剛開始，我也不知道是如何傷到或痛起，只覺得沒什麼大不了的，就在住家附近的小中醫診所及接骨院求診。這家針灸那家拔罐，甚至刮痧都來……哪知右肩的情況卻越趨嚴重，後來在我房東的建議下，先後去了兩間大醫院進行牽張手術，因為當時我的右肩肩關節完全沾黏，也就是所謂的「冰凍肩」。

無奈的是，不曉得是我症狀太嚴重，還是牽張手術沒成功，因為實在是疼痛不已，加上我感覺根本沒好，手仍然無法舉直，於是就到另一家骨科頗獲好評的大醫院求診。

結果 A 醫師一看到我那無法高舉的手臂後，馬上替我安插了隔天早上的第一床（醫師當天的第一個手術）……誰知我恢復意識後發現，手上舉的角度一樣沒變！

第二天一早，不打算放棄也不想再換醫院的我，又出現在 A 醫生的診療室，只記得 A 醫師一臉無言的看著我，沒等他開口我就霹靂啪拉地說了一連串，我「認為」應該可以怎麼拉的看法，可能因為當時

TIPS 「百肩俠」指的是左右兩個肩膀都中「五十肩」，加總起來的自我解嘲說法！而且，最後一次的開刀也是我的另一個「瀕死之旅」。

診療室還有其他病患在，醫師馬上回我說：「好啦！明天一早同樣時間過來再做一次！」然後迅速打發我離開。

翌日，我依言再赴這家醫院進行第二次的「超痛」之旅，這回我緊抓著麻醉前意識尚清醒的狀態，趕快跟醫師「提醒」一下……老天啊！有這麼衰的嗎？！第二戰的結果更慘，躺在恢復室的我居然是因為痛到狂哭而醒過來的。後來回想起來，應該是被猛力拉扯下造成撕裂傷而產生劇痛吧，更讓我無言的是——關鍵角度問題仍沒有多大進展？！心想：「好吧！反正我賭定了，就看這位醫師……」於是隔天一早再去掛號，又一次踏進該醫師的診間尋求最後一搏！

第三次門診，眼看他一臉說不上是緊張還是歉意……知道上舉角度沒過後，在我的要求下他帶著我走到隔壁的診療室，我隨即躺到地板上同時邊示範動作邊請他這樣那樣壓拉……二話不說，這下醫師照做

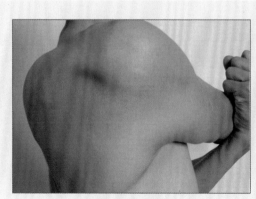

多次不正確的牽張手術後變形的肩膀

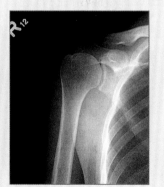

形成「冰凍肩」的右肩 x 光片

了。但可能是太痛或沾黏太久的關係根本調整不過來，所以當場只好放棄而要求我隔天再進開刀房處理！

為了我這個右手臂的冰凍肩，我第四次進開刀房，還算幸運的這次角度已經恢復到約八成左右。（我常開玩笑說比希特勒行禮時的角度高一些……）

事情進展到這裡，看似有個好收尾了，但是，前前後後進行四次牽張手術，並且陸續吃了相當分量的止痛藥及抗生素，帶來的改善都很有限，每天每夜又痛又睡不好，整個人幾乎快要發瘋。友人擔心我會得憂鬱症而想不開，紛紛幫我介紹其他醫生。事實上，他們的擔心不無道理，因為我還真的差點輕生，幸好在關鍵時刻我回了神，才保住了生命。

但令我最無言的是，上蒼似乎愛捉弄我，另一邊肩膀居然也出了問題，上次為此進行四次手術，這次又要折磨我多久呢？我懷著不安的心情去找骨科醫師，為求速戰速決，馬上約好時間動手處理，沒想到這次的情形更為嚴重（因為這次要處理的是曾經斷過鎖骨後，並沒完全接好歸位的左肩），竟然連醫生也無法幫忙扯開來！

當下我自然是趕快另覓高明，沒多久循線找到另一家醫院，主治醫生是一位曾經也患過冰凍肩而做過手術的骨科醫生。記得當天一大早，我就搭上該醫院的接駁車到位於外縣市的分院，換好手術房專用衣被推入診療間，由於全身麻醉的緣故，又是一塊記憶斷層，我只知道結

束醒來時，腦海忽然出現了人生跑馬燈，痛到瀕臨昏死前的記憶片段像照片一樣，一張張從我腦門抽離並瞬間消失，對此我驚恐無比，不停狂叫、不停吶喊，一下子用國語、一下子講日語、一下子換台語，又叫又罵，甚至瘋狂大哭緊接著又爆出狂笑，最後還吐了。

後來，等我總算穩定下來，身子卻無比虛弱，同時我還發現手術後肩膀也沒有被調回到正確位置，只能帶著滿身傷痛無助地離開醫院……

其三： 搬重物搬到腰椎神經壓迫

之前曾提到過，我曾在一個禮拜內突然爆瘦約七公斤，在那之後的某天，虛弱到不行的我剛好碰上不得不搬家的日子，許多偏重的家當我都自己動手，於是驚人的傷害再度發生。

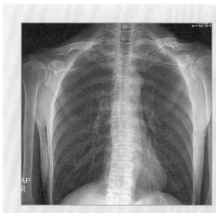

從 X 光片中，可看出左邊肩膀鎖骨斷裂的痕跡。

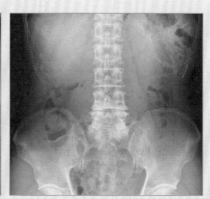

明顯可見腰椎薦骨嚴重擠壓

我起初想忍一忍，但實在太難捱，於是我去了趟醫院照 X 光，這才發現腰椎的第五節與薦骨（尾椎骨），因瞬間抬起超重物被擠壓到幾乎黏在一塊，除了第三節跟第四節壓縮的情況比較輕微外，第四節跟第五節竟被壓縮到幾乎貼近，進而壓迫到神經，導致整隻腳持續發痠甚至發麻，當醫生看到我的 X 光片時，立刻「建議」說：「馬上辦理住院然後開刀！否則要做很久很久的復健，才能緩和神經壓迫所帶來的痠、痛、麻。」

當時只記得我連忙「推託」，然後驚慌失措的快速離開醫院……

肌氣改造 + 無骨式健走操，救了我一命

現在的新朋友見到我，肯定不相信我以前曾遭遇過那麼悲慘不堪的人生。而我為何能以這麼「肉腳」的身體基本條件，歷經那麼多年嚴苛的病魔考驗，歲數也超過了所謂「急劇衰退期」，還能對抗「退化」而「回春」成功？我想，這都要歸功於我發現並用對的方法將「累積傷」盡可能徹底解除，之後更搭配我自創的「無骨式健走操」，將體能更往上提升至現今各位所見到的模樣。

我想，這套用我自己病了五十年的身體所領悟出的理論與方法，都能挽回我那支離破碎的身體，相信其他人一定也能辦到。下面就讓我一步步的帶各位認識這套，幫我調好痠痛、脊髓壓迫痛、五十肩、累積傷，身體比實際年齡還要年輕二十歲的，簡單易學又強身健體的謝安式抗退化法吧！

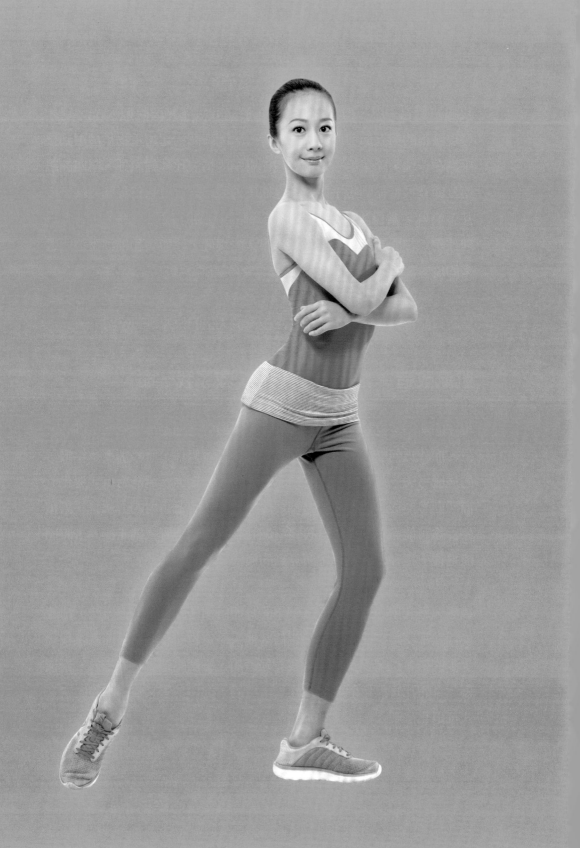

2 不管現在幾歲，
都能抗退化！

我認為「退化」與肌耐力和氣血循環力相關的器官、組織之「機能退步」有密切關係，反而與年齡增長無關。所以想要抗「退化」，就必須從肌鬆氣通的「肌氣改造」做起。

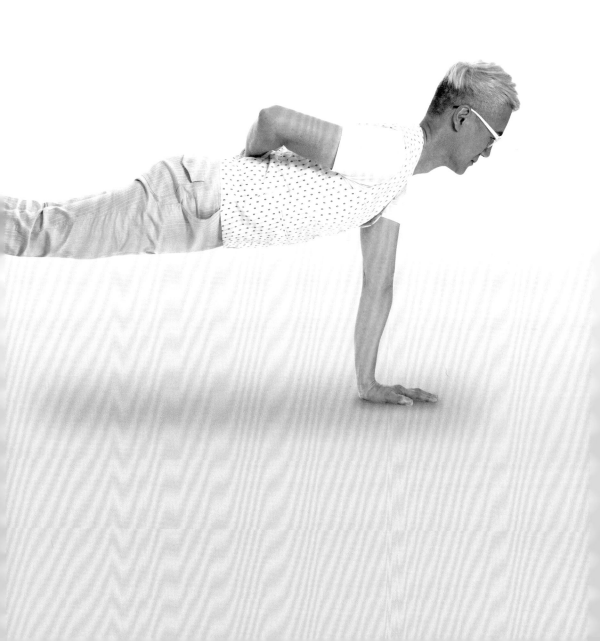

我在前言曾提到：「我，就是『不服』醫生口中，或大家普遍認知的所謂『退化』說法！」而之所以敢「不服」，是因為我在親歷一連串的病痛及自救過程中，找到了戰勝病魔的正確方法，並且練就出對抗「退化」的最佳證明！在推薦給大家這套「抗退化」的方法之前，想先藉由幾個案例，說明我認為的「退化觀念」，供諸君作個參考比較。

何謂「退化」？

我認為，一般所說的「退化」，除了有「不可逆」的意涵外，也被認定是種到了「一定年紀」後，就不得不接受的現象或事實。然而實際上，就我自己對抗病痛的體驗，以及後來深入研究，再加上實際幫人調整的種種經驗綜合，在在都顯示了它與事實是有所出入的。以下，就從我投入研究最深的兩個領域，提出與現有「退化」概念相互矛盾之處。

一、「肌鬆」部分

上一章曾提及我四十八歲那年的「冰凍肩」事件，之後雖歷經了四次全身麻醉進出手術室，依然未能痊癒。最後，是靠自力找到了致傷的「關鍵元凶」，並一一予以解除、調整之後才得以痊癒，恢復到正常的位置。

不僅是醫生，一般人也常認為關節不舒服的原因，除了使用過度外，大概就是「退化」了。當然我的冰凍肩也不例外，當時到處求醫也都得到這樣的結論。但最後，在我發現了致傷機制並成功自救後，才終於理解，這個疼痛的「關鍵元凶」根本與年紀無關，換句話說，單用「退化」這個說詞，來套在肩關節傷痛上，其實是說不通的！

案例一： 三十歲得五十肩，你覺得合理嗎？

我自己四十八歲時整個手臂無法上舉，被醫生說是「五十肩」，然而在公園，我曾看到年紀七十幾歲的阿公也因為「五十肩」而手臂抬不高，此外我曾經調整過一位三十出頭的女性，她也是手臂無法上舉梳頭，若照醫生的說法，她應該也是「五十肩」……雖然醫生可能不會說這位年輕女士的症狀是所謂的「五十肩」，但我認為這就是矛盾——四十八歲的我或七十幾歲的阿公，跟三十出頭的年輕女性，病因都一起套用在關節「退化」上，合理嗎？

根據我長年研究發現，「五十肩」跟關節的「退化」事實上並無關聯，致傷「關鍵元凶」應該是支撐關節的「周圍相關肌肉群」。如果能將這些相關肌肉群一一鬆緩、調整，自然能恢復。

案例二： 只是鬆緩關鍵肌肉群，一碰就痛的傷竟然好了！

某天，有位年近七旬的退休阿伯，在妻子陪同下來找我，調整他那多年治不好的手臂傷。據他倆的說法，已跑遍各大醫院診所、用盡各種手段就是治不了這個頑疾，由於加上「某些」因素，到後來甚至演變成被醫生「婉拒」的下場。

我在進行調整前的檢查中發現，阿伯極有可能是長期不正確的治療，導致角度偏差甚巨，而造成非一般程度的疼痛，連帶誘發精神上的「過度敏感」，變成「只要被人一碰，就會感到疼痛難耐」。更極端的是，他的行徑也因此變得非常「怪異」，例如：吹到風就會疼痛不已（想當然爾冷氣更是不可能接受），他也不洗澡，只用擦澡清潔身體。不管季節冷暖，長年都穿著厚重衣物將自己包緊緊的，因為他認為手臂關節的傷痛就是這些「外邪」引起的（中醫都是這麼說的）。

我特別花時間慢慢地鬆緩、按壓他的關鍵肌肉群。就在他不時發出極為可憐的哀號聲中，他終於接受了我的「肌鬆調法」。

經過兩、三次調整情況明顯進步後，並說服阿伯劇烈疼痛跟風或冷無關後，第四次再來時，他已經洗過澡也換穿輕薄一些的乾淨衣物，甚至調整時我要求開電扇他也不反對了。

像這樣，原本只是肌肉群的不當拉扯，當下若能即時找到對的人將這些關鍵肌肉群鬆緩掉，早就脫離苦海了，卻因為「無知」而一直從其他地方著手處置，到最後招致整個手臂的劇烈疼痛，可說是相當可憐又無奈。

總之，就我看來，那些老是被認為是「退化」導致的關節相關疼痛傷，其實絕大部分的「元凶」都是源於肌肉群的緊繃，跟年紀沒有直接關係。所以，我認為要成功地抗「退化」，就得盡快找到致傷的「關鍵元凶」，並及時予以解除——亦即，從「肌鬆」著手。

二、「氣通」部分

相信有「一定年紀」的人，幾乎都曾聽醫生說過：「年紀大了，所以器官『退化』了⋯⋯」我也被說過好幾次，特別是二○○五年我一星期爆瘦約七公斤時。

由於在那之前我的身體狀況是好到沒話說，所以儘管我無法理解，但因無從反駁也只能默默接受了。正是這種「求訴無門」「無藥可醫」（因為沒有任何一科的醫生開藥給我）的情況下，我不得不靠自己謀求生路。於是，我選擇回到原點來強化自己，亦即以我獨創的「氣通」來調整身體。

最後，經過近兩個月加重程度與頻度的「腹活能吐納法」鍛鍊下，我成功克服了病懨懨的莫名病狀，再恢復到可幫人調整的健康狀態。

案例一： 「氣不通」，連站也站不起來

有位四十多歲的女士來找我，她也是我好友的姊姊，並在壽險公司擔任高階主管。據她說，不知是什麼原因就突然爆瘦約十公斤，最慘時甚至無法站立或行走，只能靠著輪椅移動。這突如其來的打擊讓她萬念俱灰，早早寫好遺書，甚至多次動了輕生的念頭。

在我幫她調整之前，檢查她的吐納情形時，就已經發現致命「元凶」，正是「氣不通」！而這個「預測」，也在我幫她進行調氣沒幾分鐘後得到印證。

當時她呈現非常痛苦且全身抽搐的狀態，過程中一直哭喊著想吐……最後她在身體不斷抖動下，短短「噢」地一聲吐出了一口氣。接著，抽搐和畏寒的情形隨即消失，說話的聲音更有了明顯的改變。

記得該次調整完後她打電話給家人時，家人當下就聽出「不一樣」了。除了「氣通」，之前無法站立或行走的「弱肌」情形，就是被認定為「退化」性的關節傷，也統統不存在了。

案例二： 「氣通」了，手抖失眠也能恢復元氣

再講一位六十多歲畫家的案例。他的畫展即將開幕，還邀請了行政院長來剪綵，然而身體卻出現莫名的「異狀」。除了有些無精打采外，雙手也不時會抖動，再加上失眠，全身透出無法形容的「異樣」！在我一貫的吐納檢查下，發現他整個人極端缺氧，呼吸淺短到不行！

於是我開始對他的各肌肉群進行調整，讓他可以採用更佳的方式進行吐納，好吸入更多的氧氣。當然最重要的是，強化他的「腹活能」，如此才能帶動腹腔整體力量，達到「氣通」的效果！

結果，就在開幕當天，原本毫無元氣的他，不只精神奕奕，手也不抖了，更欣慰的是，看到他的人都稱讚他說：「老師變年輕了！」

相信每個人都希望自己能夠天天健康地活著，甚者，對某些人來說最好是有辦法「長生不老」。這願望聽來好似不易，也有點太奢侈、太天真。但大家都知道「生命苦短」，所以，雖不曉得能否追求「長生

不老」，但我想絕大部分的人仍希望——要活，就活得健健康康！

不管是「健康」「長生」或「不老」，個中都有著共通的必備條件，那就是各器官、組織的高效能表現。

就我自己而言，因為找到了方法，所以能夠自救成功（自力克服各個關節痠痛，及強化「腹活能」提升氣血循環力，因而對抗難病成功），加上，因為我用對方法（腹活能吐納法）鍛鍊，所以身體的各個器官、組織都能有高效能的表現，也因此，我某個程度上克服了幾乎被認定是宿命的「退化」問題，而變得年輕！

透過以上實例說明，相信各位都能理解，我認為的「退化」，跟醫界常用的，或是一般認知的，含有「必然」或「不可逆」的「退化」概念完全不同。「退化」指的應該是單純的「機能退步」。絕大多數的病或痛的產生，都與「肌鬆」（肌耐力）、「氣通」（氣血循環力）相關的器官、組織之「機能退步」有關，而跟年齡增長沒有直接關聯。

抗「退化」的成功關鍵就在
——「肌鬆氣通」

既然我認爲的「退化」是機能的退步，那麼如果要抗「退化」，就得找出影響各器官、組織機能退步的源頭來進行改造，而這兩大源頭就是「肌鬆」（透過提升各個關節筋骨、組織機能），與「氣通」（藉由提升屬於一般認知的「內科」部分之器官、組織機能）。換句話說，想要抗「退化」，我認為必須從肌鬆氣通的「肌氣改造」做起。

一、「肌鬆」調整

根據我的研究，關節筋骨等傷痛（不包括急性撞擊傷）的「關鍵元凶」，其實是肌肉群的緊繃。因此，要避開痠、痛、麻等惱人的病痛，首先要找到那些不知不覺中，累積下來的緊繃肌肉群，然後逐漸地將之鬆緩。接著，再藉由持續的鍛鍊來強化，維持在較理想的鬆緊狀態。如此一來，除了可脫離痠、痛、麻等病痛夢魘，更重要的是，肌肉在這種鬆緩狀態下，才不會干擾或阻礙血流或氣流。換句話說，氣血循環力會更好，即能提高器官、組織的機能表現，間接幫到所謂「內科」部分的抗退化效果。

一般來說，當出現初期緊繃痠時（還未到達疼痛階段），除了少數因

未覺察而無作為者外，有些人會消極的選擇放著不去理會，當然有些人或許會較積極地去對應，去找人按摩或嘗試整脊等等。透過類似的處理後，幸運的可能會得到舒緩，但不幸進入疼痛階段的人，大概就會往醫院、診所跑。此時，如果找的是西醫的話，面臨到的可能是所謂的「標準程序」──X 光、超音波，甚至 MRI……之類一連串的儀器檢查。接著再進入遙遙無期的復健過程，而這裡也有另一「標準程序」──熱敷、超音波、牽張（例如：拉脖子、拉腰等等），最後如果仍然不見起色，那就……換醫院，然後進入到處「逛醫院」期。

就我了解，就算幸運地被儀器找到的，往往只是發炎，而關鍵元凶所在的肌肉群，是照不到也幾乎檢查不出來的，這從王建民等世界頂尖運動選手的案例就可看出。因此我會說，除非找到「對的人」，亦即知道「累積傷」的人，否則有很高的機率得辛苦的繼續「逛醫院」，一年、三年……沒完沒了。

這邊容我舉個我親自調整過的案例：

幾年前曾經有位要去美國唸碩士班的女生，好不容易申請上學校，卻遲遲未能前往，原因是慣用的右手臂受傷──因為「電腦手」的持續痠痛，讓她不敢出國，後來經我調整才恢復了健康。調整過程中她曾提過，為了治療這個「電腦手」，她已花了近兩年，差不多二十萬到處求醫，但都沒能治好，甚至她都想過要改練習用腳上網。最慘時，她甚至想過：「真想切掉後換一隻新的手臂！」

其實她的問題僅是因爲關鍵肌肉群沒被眞正鬆緩掉，所以才一直治不好。透過這個案例，我們可以知道，儘管花了高額的費用，經過醫院高科技的儀器多次檢查，仍無法找到眞正致傷的源頭。況且說實在的，她並不是特例（下一章將提出更多的案例說明），應該說這幾乎是所有痠痛病人常面臨的窘境！

總之，要對抗所謂的關節退化問題，先決條件是，必須先找到在「累積傷」（如何找到累積傷並緩解，請參閱 chapter 3）中的緊繃肌肉群！當然，如果已經成傷的話，就需要專業的人幫忙找，否則會像上述的女生案例一樣掉入到處「逛醫院」的不幸處境。

二、「氣通」調整

關於抗「內科」退化部分，如同我前面提過的，氣血循環力的機能提升才是關鍵！

從我幫人實際調氣與教「腹活能吐納法」的經驗，發現基本上所謂身體不好的人，他們都有個共同的特徵：「吐納時的吐氣時間非常淺短。」其實，這個淺短的吐氣，就是造成身體不健康的眞正「病灶」。換句話說，由於吐氣不長而無法排出體內每天產出的廢棄物（相關論述請參閱 chapter 4），因此讓身體處於中醫所說的「氣滯血淤」狀態。想提升氣血循環力，首先要找到讓「氣通」的方法，就是強化「腹活能」（chapter 4 將有更詳盡的說明）。

這裡，提一個我親自調過的案例給大家參考：

在朋友的牽線下，我曾幫他的一位好友調氣。這位女性朋友經歷過兩個癌症手術，術後過了一段時間，身體仍相當虛弱。在第一次的調整後，隔天準備調第二次之前，她跟我說，她當天早上自己用儀器檢查血液的含氧量，結果血氧量衝到相當高……

如果各位手上也有類似的儀器，應該就能測出我說的「氣通」部分。但我想，幾乎沒有人會特地準備這種東西在家裡，所以在此，也提供一個可以稍微了解自己「氣通」程度的簡易檢查法，請大家也試著做看看。

氣通程度自我檢測法

撐起身體，將頭抬高。在此狀態下如果吐納次數少又弱，就表示「氣通」狀態不理想。

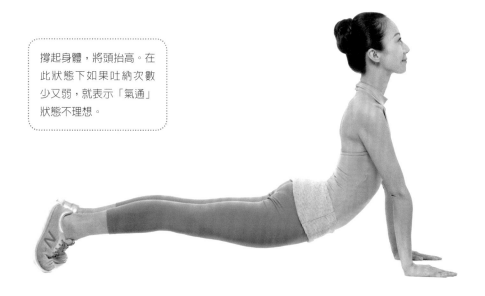

現代人的「健康大敵」
──缺氧！

現代人長期在緊張或壓力下生活，容易造成急促淺短的不健康呼吸，進而讓身體發生缺氧。此外因不動、少動或久坐造成的「動能不足」，也會促使缺氧情形發生。

若常處於生氣、憤怒、焦慮、悲傷等負面情緒中，由於呼吸模式會變得不順暢，其結果也會影響到氧氣的吸入而呈現缺氧。

更慘的是，人體為了補充氧氣量的不足，會製造更多紅血球來運送有限的氧氣，因而造成血液太濃，氣血循環力降低，最後導致全身的氣滯血瘀……如此一來，各個器官組織的機能表現就會跟著退步，當然結果必定是更難達到可對抗「退化」的「氣通」狀態！

> **幫助現代人脫離「缺氧一族」的好運動**
> 地點：找個寬廣的地板。
> 時間：吃飯前後一小時以外的時間。
> 穿著：寬鬆運動服或居家服。
> 人數：一個人也行，但有其他人在場更好（以免萬一不小心笑到出狀況，有人能及時救援）。

方式：類似自己「起肖」（起笑）或同伴互相搔癢起笑（在安
　　　全考量下，傾向建議團體進行）。
程度：每個人身體狀態不同，所以每次大笑時間的長度、程度，
　　　請自行斟酌慢慢累加上去。

為什麼光「起肖」就能解決缺氧的問題？這道理就在，當人大笑或是
「笑到肚子痛」這種程度時，會運用到我所主張的「腹活能」，也就
是腹腔整體活躍，這可以帶來多重好處：

1. 人在大笑時，使用的絕對是腹式呼吸，所以平常幾乎沒用到的橫隔
　　膜，會因大量使用而得到鍛鍊，這對鍛鍊吐納相當有益。
2. 因為使用到整個腹腔內外相關肌肉群，因此牽涉到腰部強弱的肌肉
　　群可得到鬆緩與強化。
3. 此刻的腹腔凹凸幅度加大，所以吸入與吐出的氧氣或二氧化碳，都
　　會遠勝過平常的量。
4. 人在大笑時，肌肉細胞產生的嗎啡結合大腦周邊系統分泌的腦內
　　啡，會產生欣悅感。
5. 大笑一場後，身體會呈現完全放鬆狀態，其實就有如練完氣功般，
　　全身通暢舒服。因為如此，這也可說是喚醒副交感神經的最佳方
　　式！
6. 對於有消化問題的人，大笑的過程有如在腹腔內部做自我按摩，可
　　間接幫助排便。

經由大笑強化氣血循環力之後，身體的整體免疫力也就隨之提升。更

重要的是，由於細胞更生效能提升了，所以，抗退化效果也跟著提高而使人更顯年輕！

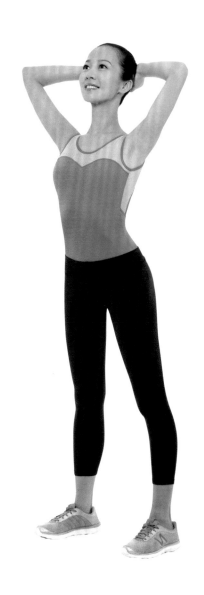

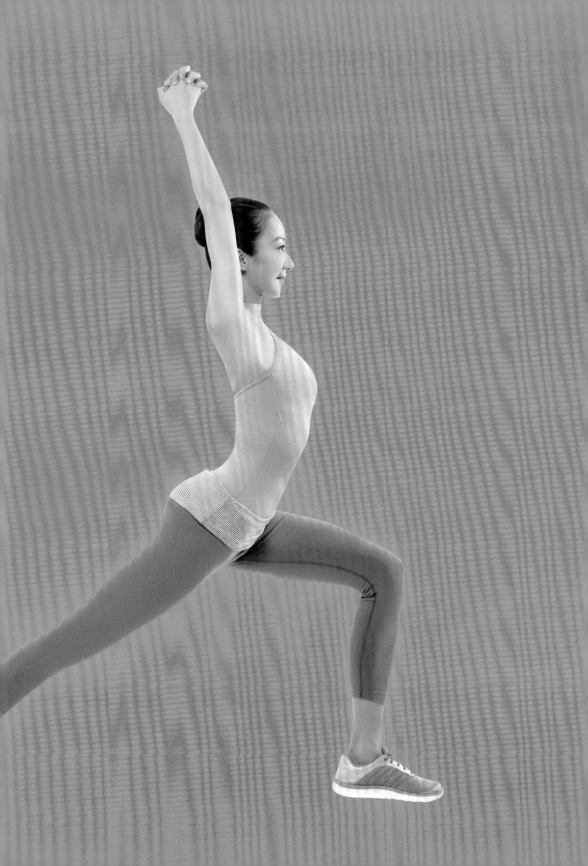

3. 王貞治也肯定的「累積傷」理論

瘙痛麻痺等問題，關鍵都在於未能察覺「累積傷」。
要是能夠及時檢查出累積傷所在，即刻給予有效解除，
之後的苦痛或災難其實都是可以避免的。

相信各位都明白也同意，想要身體健康（特別是上了年紀），除了筋骨要小心別傷到之外，基礎的保養工作也絕對怠忽不得。因為，那是「要活就要動」的基本配備。

不過，就算大家都知道要保養，但真的清楚要如何以及從哪兒保養起嗎？大家想到的大概就是走走路、跑跑步，再認真點的人或許會上健身房或是瑜伽教室開始鍛鍊，不然就是選擇最輕鬆的方法——靠吃藥或吃補。

提到身體保養，骨頭的健康與否絕對是根本。因此，到醫院檢查骨質疏鬆問題、在日常飲食上注意骨頭的原料——鈣質的攝取是否足夠，或者再加上一個近年最夯的，吃葡萄糖胺（已有研究指出，葡萄糖胺無法阻止膝蓋軟骨惡化、減少骨髓損傷與減輕關節疼痛，美國骨科醫學並不建議使用）。

在這裡，我想提供一個大家可能還不曉得，但非常重要的「新知識」，那就是保養應先從「解除」已藏存在身體的「累積傷」做起！

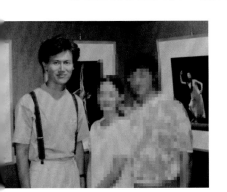

三十多歲時，我第一次的舞台攝影個展時所拍攝。當時的我不只瘦，還有駝背嚴重、腰腹無力的問題，這就是累積傷。當時的我因為缺乏知識而導致四十八歲時整個健康狀況大「爆開」，因此多次進出醫院。

筋骨痠痛的形成原因

當感覺筋骨痠痛時，大多數人可能都會認為是關節（或骨頭）出了問題，到醫院就診時也多被朝這個方向醫治。但根據我的研究，我認為痠痛的起因，都跟肌肉群的緊繃脫離不了關係。我們往往會在不自覺中，讓某個肌肉群在一定期間內（時間長短會因部位或人而有所差異），因不用或少用而導致「肌耐力弱化」。

而當弱化的肌肉群轉趨僵縮時，若碰上使力不當，剛好違背關節或骨頭原有角度而使之有所偏移時，間接或直接地又會使得肌肉更加緊繃。此時除了筋膜外，肌腱或韌帶等軟組織也無可避免地會被硬拉扯到。而這樣的拉扯在累積達到某種程度之後，就會形成我們所謂的痠痛了！

當然，除了筋膜、肌腱、韌帶等會因被硬拉扯到而感到痠痛外，肌肉群也會因血液循環受阻，外加神經受到刺激而發出疼痛訊號。起先是慢性隱隱作痛或痠，之後若未能及時鬆緩調整，當累積到極限時，就會瞬間造成撕裂且脹痛難捱，此時就是我常說的「爆開」，可能也是醫生準備開刀的時刻。

先根除「累積傷」，
才能順利養筋保骨

一般而言在痠痛感出現前，大概沒有人會認爲自己有傷或已經受傷。換句話說，只有在筋膜、肌腱、韌帶發炎且感到痠痛時，才會意識到已經有傷、承認受傷。其實，當年的我也是這麼以爲。

後來，從我自己的自救經驗及幫人調整的過程中才發現，**關節或筋骨**在使用過程中，或多或少一定會有所改變，而「累積傷」於焉形成。之後更會因使用頻度及程度（或力道），影響成傷速度：此外痠痛感受程度也會因人而異。簡言之，痠痛形成的三要素就是——使力的「**角度**」、肌肉束的「**長度**」以及肌耐力的「**強度**」。

以下，將進一步做個整理，讓大家更清楚理解我所謂的「累積傷」。

什麼是「累積傷」？若從字面上拆解的話，「累積傷」就是「累積下來的傷」。而我之所以特別選用「累積」二字，主要是爲了強調，它是一點一滴累積下來的。或許大家會認爲，這與一般的「慢性傷」意義相同，但其實不然。我就舉另一個，也是我自救成功的「急性成傷」案例作比較，來說明及佐證：

在二〇一一年的某天，我因騎腳踏車不小心重摔，整個人癱軟在自行車專用道中央完全無法自行起身。很幸運地受到騎在我後面的車友援助，將我扶起移到路旁，休息一陣子後，我才很勉強地騎腳踏車回家。但隔天起來後仍感覺不對勁，於是搭計程車到附近醫院掛急診。醫院初檢後，立即派救護車將我轉送到大醫院，寫下了我有生以來唯一的一次救護車搭乘體驗。

被送進大醫院後馬上進行了一連串的檢查，例如：看有無腦震盪、照X光檢查骨頭、關節……很幸運的頭部沒有傷到，而骨科醫生看過X光片後也說：「骨頭沒問題，服用個一、兩個禮拜的消炎止痛藥就可以了。」

當時雖然腳痛到無法站，但想說先讓肩、肘的傷好了再說，所以就乖乖的吃了十來天的消炎止痛藥，但腳始終痛到無法站。於是我再度掛了骨科門診，結果這回醫生只說了類似「傷筋動骨一百天」，反正就是要我有痛一百天的心理準備就叫我回家。但，我就是覺得不對勁，心想這傷應該沒這麼單純，因此我直衝X光室付費拷貝了一份，打算回家好好的檢查。

經我反覆多次仔細的比較後發現，原來右大腿髖關節根本偏掉了，雖然完全沒有骨裂或骨折，但相對於左腳，角度就是偏的（約十度左右）。基於過去的經驗，我想這個還是得靠自救才有辦法恢復，於是趕緊用了輔助工具，花了約一星期的時間，終於把偏掉的關節一度一度地慢慢調回去。

後來為了確認是否真的「自救成功」，我還騎腳踏車當日往返新竹（抵達新竹吃了頓飯後馬上再趕回台北，花了約八個多小時……）驗證。

在此案例中，我這「傷」雖是瞬間重摔所引起的，但可以靠自己「一度一度」慢慢地將角度調回。倘若這是一般所謂的「慢性傷」，那偏掉的十度必然是一度一度「慢慢累積」而成的，不可能這麼快就形成。

此外，不論是前面我提過的「冰凍肩」（並沒有遭到瞬間撞擊，傷是慢慢累積而成，「自救」過程也是慢慢逐步調回），或是腰椎神經受壓迫（傷雖是瞬間造成，還是可藉由逐一將周圍肌肉群慢慢調鬆方式自救），在在都證明了，除了瞬間強力撞擊所造成的創傷，例如：撕裂傷或骨折外，其他傷幾乎都可歸為「累積傷」。它們形成所需時間（速度）雖有所差別，但都脫離不了一個共通點——過程中的「路徑」！換言之，幾乎所有的關節相關痠痛傷，都是逐漸累積而成的「累積傷」！

我因為發現這個致傷過程與路徑，所以不僅可以循著其路徑調回去，更重要的是，我還可以掌握整個「累積傷」的進程，能在痠痛傷勢還沒爆開之前，及時給予解除而避過真正受傷或開刀之途。

所以，「累積傷」存在的這個事實是必須被重視的，特別是如果想保養筋骨，就必須先面對這個既成的「累積傷」部分。唯有設法先將它解除後，才能有真正的保養成效可言！

疼痛看似百百款，其實都是「累積傷」

台灣的人口密度排名世界第二，僅次於孟加拉，總體經濟表現也令世人刮目相看。單純從這兩點來看，就能知道國民的競爭壓力相對一定高，長期處在高度緊張、壓力的環境，身體難免會出現痠痛。不論是運動員、上班族、家庭主婦，只要是使力的「角度」不對、肌肉束的長度萎縮、肌耐力的強度不夠，就一定會出現痠痛。而痠痛的型態百百種：電腦手、媽媽手、五十肩、網球肘……總結來說，這些其實都是累積傷。

案例一： 與其打十六針玻尿酸，還不如鬆緩關鍵肌肉群

五十八歲的魏女士，在即將邁入五十大關時，曾因膝蓋受傷嚴重而不得不求助大醫院的骨科醫生。在這之前她曾看過一般診所或民俗療法的整骨師父，但一直沒有明顯改善。

醫生認為這需要藉由注射玻尿酸治療，一個療程是五週連續注射五針後休息半年，然後再重複一次療程。然而兩個療程結束之後，因覺得沒有明顯改善且療程非常恐怖，所以就不再去醫院接受治療。

中間「忍痛」過了大約三年，就在膝蓋疼痛益加嚴重、腿部痠軟無力的狀況下，只好再去求助更大醫院的骨科醫師。醫師診斷後說，必須先服用藥物半年，之後才可注射玻尿酸。跟上一家醫院不同的是，這次注射的是濃縮劑，所以一個療程只需三週三劑，就這樣她又自費接受了兩個療程，但傷痛一樣沒有太大改善。

之後又過了三、四年，膝蓋狀況更加惡化，不僅歪掉還腫了起來，走起路來更是一拐一拐的。周圍的長輩親友們一直催她就醫，於是她又找了另一家醫院，結果醫生診斷需置換人工關節。她是既擔憂又無法下定決心，所以來台北請我幫忙調整。

記得她第一次來時，根本是跛腳狀態，而且受傷的膝蓋部位已經腫脹到不能彎曲。後來經我將膝蓋周圍的肌肉群一一鬆緩，再將一些所謂的穴道痛點解除，並要求她配合做一些動作，讓相關肌肉群重新活化後，她的膝蓋終於能夠彎曲且能蹲下。她看到自己能蹲下，當下喜極而泣，很開心本來以為一輩子都無法彎曲的腿竟然好了。

這位女士的膝蓋傷，其實關鍵根本不在膝關節，我認為「元凶」其實是那些長期僵縮不均衡的肌肉群。由於它們之間不當的拉扯，才造成膝關節不適，也就是說，長期的「累積傷」是真正的影響源，而我所做的只是將這些相關肌肉群鬆緩，恢復膝蓋周圍，包括臀部、腿部應有的肌肉均衡狀態而已！

Tips

在傷痛關節處注射玻尿酸，或許一段時間內能阻絕疼痛感；開刀換置人工關節，或許不會再有因磨擦而產生的疼痛問題，但緊繃的部位（膝蓋上下的腿部）並沒有被調整鬆開，所以從整體來看，很難說是個徹底治本之策。

當膝關節、髖關節「三度」處於理想的狀態時的表現。（注意！這是相當高階的動作，有膝關節和髖關節問題的人請勿輕易嘗試。）

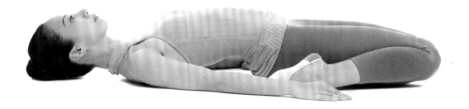

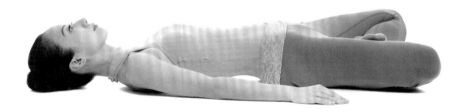

案例二： 若不從身體根基調起，再貴的椅子也無法避免疼痛

二十九歲的林先生從事資訊業，在遇見我之前一直飽受脊椎、肩頸疼痛的困擾。

他在國中時，就因坐姿不良加上學校要求午睡，造成脊椎側彎，常常沒辦法睡好。在準備重考期間，雖然一度因較規律的作息讓疼痛減少，但上了大學卻又爆發出來，常因熬夜或過度勞累，隔天身體就痛到只能癱在宿舍休息。

當兵時因醫生誤判而進了海軍陸戰隊，被操練過度後才發現，雖然脊椎側彎是輕微，卻有嚴重的椎間盤突出，甚至壓迫到神經，驗退前最嚴重時一天得吃三次止痛藥才有辦法像一般人正常作息，不然連彎腰洗臉都會痛到不行。

經過半年休養後，他到了職場工作，狀況卻是雪上加霜。好不容易脊椎恢復了一點點，但卻又因為長時間使用電腦，加上工作性質常需用手機操作臉書，導致肩頸僵硬。有天忽然頭昏想吐，被迫停止工作，後來跑了多家醫院才檢查出是肩頸引起的。因為需要長時間進行復健，而被迫離開公司，可惜了原本大好的前程。

後來他在準備考試時，無意間看到有關我的資訊，覺得以我這把歲數了身體還能保持這麼好，其中必有奧妙；另一方面也是因為他這一路走來不論西醫、中醫或太極都嘗試了，卻從未能真正解決身體的毛病，有些走頭無路了，因此聯繫我並來找我調整。

第一次過來調整時，我請他先做幾個動作，包括彎腰、伏地挺身等等，他都做不到。在仔細觀察他的身體後，我做出了令他吃驚的結論：他不但下半身歪掉，上半身又因為請人拔罐，導致歪到上面又變正，加上因為肩頸僵硬，又變歪了，結果整個身體不僅歪，還歪得相當奇怪。如果完美的身體是一百分的話，當下的他只有二十分！

他說雖然調整的過程非常痛，不過結束後身體卻能感覺到真正的舒暢，也不再和以前一樣容易僵硬。

這期間還有一個插曲，就是他的媽媽剛好因「媽媽手」受傷，他請我協助。結果在放鬆了緊縮的肌肉群後，當下手就有了力氣，也不需使用護腕了。

我除了調整之外，也教他們一些動作，配合「吐納」來強化自身的肌氣，讓身體不要因為使用就又輕易偏回去。他說現在每天都會固定花約一個小時練習，保持狀態，即使手邊工作很趕，也會強迫自己先放下，以健康為第一優先。身為資訊從業人員，他身邊有不少必須整天都坐在電腦前工作的朋友，雖然為了讓身體舒服些買了一把五到六萬的椅子，但我相信，若不把自身的狀況調整好，再貴的椅子也無法徹底解決問題。

他說自己過去有不少大好機會，卻因身體的關係而被迫放棄，還從別人眼中的明日之星，變成定性不高的青年，如今回想起來甚覺可惜。不過他現在反而覺得自己很幸運，因為找到了一條真正無傷害且能強

化自身的方法。而且他對自己的未來，不論是近期的出國留學，或是遠大的人生，都覺得比較放心了。

說真的，在我調過的人當中，像林先生累積傷這麼嚴重的還真不多。不過，總之在我仔細且全力以赴，加上他年輕經得起我使勁調整下，僅四次的調整就得到不錯的結果，也算相當不容易。

案例三： 輕忽「累積傷」警訊，恐落入終日疼痛的淒慘世界

這是一位媒體工作者的臂傷案例。依照她自己的估算，整個傷的累積大概有五年甚至更久。她本身是重度電腦使用者，五年前初為人母後，在公事、家事及照顧小孩（特別是常常抱小孩）的多重負荷下，右手臂變得越來越沉重。

起初她沒有注意到那就是所謂的「累積傷」（已經累積到接近「準受傷」的程度），總是想著順其自然應該就會沒事，直到某天突然發現抬高右臂時相當費力，才發出求救訊號。

很幸運的，她從親人處得知我的事蹟，經過我的檢查，才知道自己得了所謂的「五十肩」（雖然距離五十歲還有一段時間……）。然後在我的調整下，逐一將周圍的肌肉群鬆緩，將原本失去的角度給找了回來，而有點「電腦手」的緊繃手肘部分也同時得到紓解，整隻手臂才終於恢復正常。

話說，像她這樣，如果繼續放任「累積傷」持續，除了會造成無法輕

鬆舉高之外，極有可能會變成跟我一樣，因沾黏而變成「冰凍肩」，陷入終日疼痛、行動不便、無法安穩入睡的淒慘世界。

這個教訓說明了，在進入稍不小心碰到就痛到不行的沾黏而且發炎的狀態前，一定要找到對的人幫忙，及時把相關肌肉群鬆緩掉，消除最關鍵的「元凶」，以避免惡化到無法挽回。

從這裡也可以了解，五十肩跟年紀和「退化」都沒有關聯！

案例四： 不掌握致傷的「元凶」，花再多錢都是「白搭」！

在一位知名作家好友的「叮嚀及鼓勵」之下，這位面臨開刀危機的四十多歲的文字工作者，終於來找我調整。照她所說，整個過程跟大家沒什麼兩樣：長年痠痛也長年四處求醫，最後終於面臨「爆開」局面！

簡單說，剛開始她只是手臂無力、頸肩緊繃、偶爾出現「落枕」狀態……其間找過各家名醫，也不乏各種高深手法，結果卻是越來越嚴重，而最後就在密集的整脊過程中（約花了兩萬多塊），釀成重大災難，整隻手臂已經麻到腳部。

她後來警覺大事不妙時，趕緊跑到大醫院求助骨科醫生，而在經過各種儀器的精密檢查之下，得到的建議是：「開刀！」醫師認為是頸椎的前側受傷，所以手術需要從前頸動刀進去！聽到這種需要從喉嚨切進去的刀法，她真的嚇到了。於是在好友的推薦下來找我調整，尋求

最後一線生機——避免開刀手術。

我在調整前的例行檢查中發現，她的痠痛麻根本與頸椎無關，因手臂肌肉群不均衡拉扯下而造成的「累積傷」才是致傷「關鍵元凶」。在經過五次的調整後，整個情形得到控制，然後麻的程度也得到相當程度的改善。最後，我還教了她幾招自己可做的復健動作以避免復發。

俗話說：「醫生怕治咳，土水師怕抓漏！」套用在身體上，如果沒能精準掌握到致傷「關鍵元凶」的話，找多少人或花多少錢，到頭來都會是「白搭」！況且，加上不知「累積傷」的存在，而只能在傷痛處下手的話，那不僅是「事倍功半」，還有可能搞到「雞飛狗跳」，不得不慎。

案例五： 痠、痛、麻痺，關鍵都在「累積傷」

蔣先生三十九歲，從事電腦程式設計。他在二○○四年時，首次遭逢椎間盤滑脫（或稱椎間盤突出）問題上身，在經過將近一年的西醫復健及各種民俗療法之後還是無效。就在某個週五，他去找了一位氣功老師幫忙「喬」，結果下午去「喬」，當天晚上就進急診室躺著了。接著整個週末手上都掛著嗎啡點滴，而週一上午照完磁核共振後，下午就直接被送進手術房動刀了。

然而開完刀後，卻留下了後遺症——左腳的腳踝常有異物的壓迫感。他怕復發而不敢運動，體重也就不斷持續上升。就這樣直到二○一三年時，因太投入觀看職棒經典賽，在跳起來歡呼時，可能落地姿勢不

良，結果左腳的神經痛又再度復發。

於是他又進行了約兩個月的西醫復健，之後覺得應該要加強自身肌肉的強度，所以開始進行一些低衝擊性的有氧運動，例如：核心肌肉的訓練、游泳、健走和騎自行車。就在一次較長距離的自行車訓練後，後下腰部的肌肉突然異常痠痛，之後椎間盤突出的問題再度襲來。

這次，不單單是左腳了，而是兩腳的腳踝都有強烈的壓迫感，同時，兩腳的大拇趾跟食趾根部，就好像踩著擀麵棍般的不適，而且是二十四小時每分每秒的糾纏，那種感覺非常難耐而且讓人焦慮。

經過朋友的推薦，他來找我幫忙調整，現在的他從感覺踩著擀麵棍到變成踩著筷子般。甚至在做完我教導的伸展動作後，腳踝部的壓迫有時會微弱到忘記它的存在……

從我來看，當然他仍須持續做些調整、強化動作，以利相關肌肉群鬆緩好讓被壓迫到的神經逐漸修復。不過，就他的整個受傷或醫治過程來看，其實是有些「冤枉」的。例如：一開始原本只要找到「累積傷」部分並將它解除的話，根本就不需到處「逛醫院」，還被瞬間「調壞」（造成椎間盤突出），當然也可以逃過手術一劫。

然而，更不應該的是，開完刀後沒能盡快解除之前一直存在的「累積傷」，而在只想「保護」以防復發的心態下，眼睜睜看著體重持續增加，等於間接埋下一顆不定時炸彈（身軀過重肌耐力相對也弱）。

總之，痠痛麻痺等問題，關鍵都在「累積傷」的未能察覺。換句話說，只要能夠及時檢查出「累積傷」所在，並即刻給予有效解除的話，之後的苦痛或災難其實都可以避免。

最後，再追加一個常發生在樂齡族（約 55 歲以上）身上，也是我個人相當注意的「肌肉問題」。我發現人的雙腿會隨著年紀增長，變得越來越細，而臀部更是明顯的消瘦。

我認為這絕非單純「瘦了」，其實在醫學上有人稱之為「肌少症」，得此症之樂齡者，會因肌肉不足而容易跌倒。從「累積傷」角度來談養筋保骨時，「肌少症」也是一個不可忽視的關鍵要素，因為關節或骨頭的偏移與肌肉有無足夠力道支撐有相當大的關係。換句話說，肌肉強而有力的話，骨頭或關節不論是遭到急性撞擊或逐漸偏移，都比較不會受到影響。所以，我建議在設法解除「累積傷」的同時，請不要忘記趕快增加肌肉！

為了增加肌肉，特別是下盤（臀部與雙腿），我個人可是很認真的每天踩室內腳踏車和做一些相關動作。

跟運動選手最密切相關的「累積傷」

如果說，「輕度使用身體」的普通人，都常會出現筋骨狀況或受傷，那麼幾乎每天且長年處在「超重度使用」的運動選手，受傷的機會和程度自然不在話下。

自從兒時半夜被父親叫起來看威廉波特世界少棒賽起，我就對棒球情有獨鍾，從國內職棒、日本職棒，到美國大聯盟，有機會、時間的話，一定不放過任何一場精采賽事。

近年來因研究及實際幫中職、日職的幾位頂尖投手們調整傷痛後，觀賞或關注比賽更成為我每天必做功課。而且非球季期間，為了持續觀察被我鎖定的選手其「傷勢」進展，以檢證我的「判斷」是否正確，我天天都上網瀏覽相關報導，尤其是日本職棒選手。

因此，下面就以我長年觀察且研究最深入的棒球投手為例，來談運動選手對於「受傷」的認知度。

心疼建仔，更積極主動救國球

我說過，我是在奇蹟般的自救成功過程中，發現了「累積傷」的存在。後來透過幫人調整，進行更深入的研究並取得反覆印證後，我終於可以很清楚很完整的整理出「累積傷」的相關論述。

二〇〇八年當王建民成績一直下滑到一勝難求時，我從轉播畫面中清清楚楚地「看出」他的投球姿勢不對，特別是肩臂整個嚴重偏掉的事實。於是我試著透過各種管道，想轉達這個相當重要的訊息給王建民及他的經紀人，但遺憾的是始終沒能達成任務。

所以，如果要我選出「最衰的人」，那一定是建仔！因為我認為他是最有可能成為台灣唯一進入大聯盟名人堂的優秀選手；只要有人在他

的「累積傷」爆開之前協助解除的話……但，不幸的是，沒人在他準受傷前，及時幫他拆掉這個「炸彈引信」！

建仔長期投伸卡球，當然會造成手臂肌肉群的不均衡拉扯進而位移。可惜的是，除了大家都沒有正確的概念外，這也不是投手教練或建仔自己，一時想改就能改的。此外，怪罪給肌肉記憶或心理壓力，那更是不具說服力。我認為，最重要的關鍵點是：「沒有人能及時知道並阻止我所稱的『累積傷』，而讓它一直惡化甚至到爆開。」換句話說，根本沒人意識到建仔「已經」受傷一事，只是關注在「姿勢調整」，而不知造成投球姿勢走掉的「元凶」所在，當然也就只能「放任」身體，特別是肩關節一路壞下去。後來就算開了刀，仍是我說的「開一半的刀」，也就是，醫生解決了疼痛傷處，但長期累積下來的真正影響源——「累積傷」則仍未被解除，所以，建仔的伸卡球威力自然不可能恢復好表現。

當時除了王建民，其實我還發現到其他投手也處在我認為的「受傷」狀態。不只職棒選手，大專高中甚至國中等各級棒球隊中，都有同樣的情形。我心想這事關重大，於是撥了電話給當時的謝國城棒球文教

> **Tips**
>
> 肌肉記憶（Muscle Memory）是人體奧妙處之一，舉凡身體如何完成動作，以及肌肉組織的損壞、修補與重建都拜肌肉記憶之賜。簡單來說，肌肉記憶，除了受傷、治療後，會使受損的組織恢復原狀外，也包含對於身體動作的記憶，例如肌筋經過長期訓練，特別是運動訓練，比方跑步、投球、打網球、騎腳踏車等。當中斷一段時間後，再重新從事相同訓練時，關鍵肌肉群會比最初受訓時，更快地熟悉和適應這些動作。

金會執行長，也是棒球投手大前輩的葉國輝教練，請他幫忙。後來更積極主動前往包括我高中母校的棒球隊，從國中到大學，甚至社會人士組成的業餘球隊（藝人澎恰恰所屬的球隊），向超過數百位的棒球選手介紹、分析有關運動傷害的預防知識，以及我發現的「累積傷」理論。更重要的是，我還一一檢查他們的兩個重要部位：手臂及腰部的「累積傷」狀態。

說來真慘，不僅發現國中生隊伍中只有三分之一是「正常」的健康狀態，更檢查出約三分之一的選手，手臂的「累積傷」處於不理想，甚至是危險的階段。高中隊伍也好不到哪兒去，三分之一的手臂也堪慮。之後我去了某職棒球隊，那兒的情形也很「不妙」。

看到這種令人憂心的實情，為了幫助我從小就中了毒的「國球」——棒球能好好的繼續發展下去，我只好去請求早稻田大學的學長，也是棒球協會的常務監事蔡榮郎先生幫忙。

連王貞治也肯定我的「累積傷」理論

某天，蔡榮郎學長打電話請我去幫剛好來台北的王貞治先生「肌氣改造」（可能因為他曾是運動選手的關係，整個調整算是非常理想，特別是吐納部分！），我才終於有了機會面見王先生，直接向他解說、分析「累積傷」概念與解除的方法。

那天，我幫王先生調整結束後，順便向他提及我從電視轉播畫面「看到」，已簽約要到美國金鶯隊的原日本職棒投手和田毅和日本火腿隊

的齋藤佑樹兩人，都已經「受傷」了，不趕快調整的話會很危險！

果然，和田毅隔年（二〇一二年）在大聯盟，一場未投便送去開刀，之後兩年更從未在大聯盟登過板，使金鶯隊兩年八百一十五萬美元（約二‧五億新台幣）的投資付諸流水，而被嘲笑說是「薪水小偷」。另一球星齋藤佑樹，也是從球季開始後就一直表現不佳，最後還落入幾乎非開刀解決不可的窘境。

二〇一二年八月，我跟蔡常務監事一同前往日本軟銀球隊，與王貞治會長碰面。此行也順道提起和田毅開刀一事，讓他知道我的判斷沒錯。王會長聽了之後馬上交代防護總管及兩位部長，安排我幫軟銀的選手調整。除了選手外，後來也幫王會長的好友調整她那一直治不好的頸肩緊繃問題（一次解除！）。那天工作結束後，王會長與他的好友請我吃晚餐，其間我向王會長細細分析「累積傷」理論，以及我所做的種種努力。大約兩個小時的談話，讓王會長對於「累積傷」有了初步認知。

返台後，經過幾次電子信件往返，王貞治會長接納也肯定我的「累積傷」理論，還說了這是一個「認知革命」，儘管推廣開來需要時間及更多的努力，不過他也提到會想辦法協助推廣。

下面是我寫給王會長的信，詳細說明了「累積傷」的論述——

「一直以來，運動界幾乎都以『疲勞』來統稱所有尚未嚴重疼痛發病

的狀態，包括成績不理想時，也都是用這個從我看來相當『籠統』的名稱概括。現有運動界，大概只有在關節損傷、韌帶撕裂等，疼痛到不能動時才承認是一般所稱的『受傷』……

「實際上，就我研究發現，我們的身體其實受限於各個部位特殊的『定律』，頸、肩、肘、腕、背、腰、腿、膝、踝全都一樣，不使用的話或許能維持在正確狀態，但是只要一使用，雖相當微量但也必然產生所謂的『負向』效果。例如當肌肉、經絡等受到拉扯，有阻塞的情況，雖然大部分的選手都知道要找防護員或醫生檢查或做調整，然而長期運動的選手，尤其是西醫常說的『過度使用』的運動選手們，仍會累積出相當程度的『傷』。此時的『傷』，就是屬於較不疼痛的『累積傷』。」

案例一： 解救明日之星的黃金手臂

承蒙王貞治先生居中幫忙，我獲邀前往日本幫一位面臨開刀邊緣的明星投手調整。這位二十五歲的 S 年輕投手，從高中到大學一直受外界好評，然而加入職棒才兩年，就發生了肩關節唇撕裂傷。其實早在前一年我就注意到這位投手的手臂狀態及投球姿勢，所以很清楚且有把握地斷定他其實是「累積傷」爆開了（他只要一實際握球投擲，就會感到疼痛）。

就在接受我連續三天的調整後，他從原本只能以空甩毛巾方式復健，變成

> **Tips**
> 像他這種一度爆開受傷過的手臂，如果沒有時時注意並持續維護調整，仍然很容易再陷入危險的狀態。

可以實際握球投擲。在整個調整結束後，他馬上跟王先生報告這個好消息，我回國後也看到他重新站上投手丘出賽（二軍）！

其實，他的狀況很明顯是因為從小一直都是主力投手，在多年累積下，手臂出現嚴重的「累積傷」──肌肉緊繃、角度也不對，最後終於爆開形成撕裂傷。所以，在我將其手臂相關肌肉群鬆緩並針對角度作了修正後，他總算可以逃過手術厄運，並找回較為健康的手臂。

案例二： 對症下藥，第四棒再度叱吒風雲

在葉國輝教練介紹下，我幫了一位選手調整他那無法投擲的手臂。他是第四棒也是守壘選手，但因傷勢已瀕臨危險境界，幾乎痛到無法投擲而只能代打上場。雖四處求醫仍無起色，甚至已被醫生要求開刀來解決關節損傷問題。

經我檢查後發現，他除了角度偏移外，肌肉群也緊繃到相當嚴重的程度。我幫他做了兩次調整，在逐一鬆緩相關肌肉群之後，他已經可以再度上場守備跟打擊。

在這裡我要再次強調，接受西醫的開刀，只能解決傷痛處的關節撕裂傷。如果不能找到和處理致傷的「關鍵元凶」──不當拉扯的肌肉群（亦即「累積傷」），日後仍然會再度引發不適。

是「受傷」，
還是運動界認為的「疲勞」？

不知道從何時開始，在台灣及日本棒球運動界，常聽到「疲勞」這個名詞，特別是當選手明顯成績下滑時，更是一直聽到或看到這樣的報導。不僅僅選手自己這麼說，就連總教練、投手教練及防護員，甚至運動傷害醫生、專家們，也都採用這個說詞，說實在的，就我的研究看來，真的很無法理解或接受。我想問：「運動員真的很有把握，知道『受傷』這回事嗎？」

我曾就這個我個人的「疑問」，請教過台灣及日本的棒球專家們，但始終得不到讓我信服的說法。試想，如果連防護員或醫生都不知道「累積傷」的存在，那麼運動選手哪會知道什麼叫作「累積傷」？！只會停留在「疲勞」或「還沒調整好」等的既有認知。

一般慣稱的「疲勞」是含糊不清的，而「累積傷」則有清楚的過程可以掌握。就我實際幫助，包括職棒、高爾夫球、網球、籃球等各類選手進行調整的經驗，及研究、檢查過數百位棒球選手後，都得到相同的印證——疼痛發病（衝破臨界點而爆開），亦即真正「受傷」前的狀態，應該稱之為「累積傷」而非「疲勞」。只有盡早認知與接納「累積傷」概念，才能及時幫選手脫離傷痛或退場（引退）的危機！

因為，若認定是「疲勞」，就意味著只要休息一定期間就可恢復，而一般會採取的對策脫離不了按摩、休息等，比較消極的對應。但，如果認知並接納是「累積傷」，代表「已經」受傷了，就會積極地找出對策來調整或治療。兩者最後的結局，自然有天壤之別。

然而，以目前的情況看來，就算經由西醫開刀治療了，但真正造成受傷的元凶——「累積傷」，實際上並未同時被解除，並且持續地影響著術後的表現，這正是運動界傷兵所面臨的最殘酷事實！不管是前面提過的和田毅，乃至松阪大輔、王建民、郭泓志、桑塔納……均無一倖免。

快來解除自身七大區的「累積傷」吧！

從上面的諸多例子，相信諸君都已充分理解「累積傷」的概念與恐怖之處，以下我要跟各位分享幾個我自己的研究心得，可幫助大家在疼痛初期、尚未「正式成傷」前，自我檢出相關肌肉是否有「累積傷」，並使之鬆緩。

大家趕快跟著以下步驟，來檢查跟解除自己的「累積傷」吧！

找出你的累積傷在哪裡？
人體七大關鍵區
檢測 & 修復強化法

關鍵第一區
肩關節
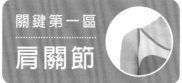

檢測
方法
CHECK **1** | 將雙手反握住後，由下轉上來再向前伸出。如果動作相當順暢沒有卡住，就代表肩關節屬於正常沒有累積傷的狀態。

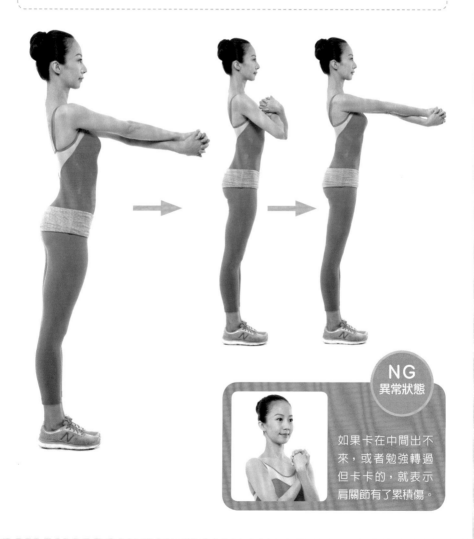

NG
異常狀態

如果卡在中間出不來，或者勉強轉過但卡卡的，就表示肩關節有了累積傷。

將雙手合十，緩緩上提。
肩關節正常的話，雙手合十時雙肘可輕易併攏。

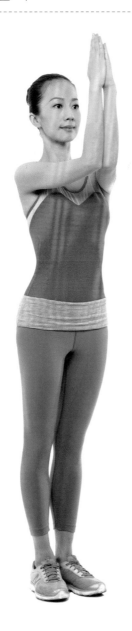

NG
異常狀態

肩關節有累積傷的話，雙
手掌合十上提時，雙手肘
的部位無法靠攏。

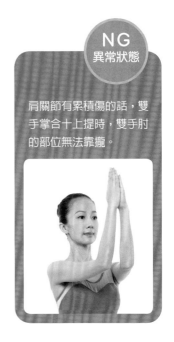

修復
強化
FIX UP **1** | 將右手手心向上，平舉至與肩齊，以左手固定肘部並微施力按壓一分鐘，再換左手，左右重複三至五次。此動作可鬆緩並強化肩關節，但務必注意手掌面必須向上。

修復
強化
FIX UP **2** | 雙手往後抬起，作畫圓圈動作十次。

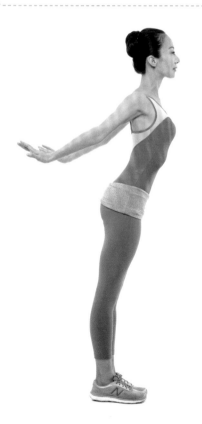

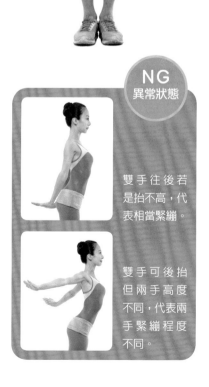

NG
異常狀態

雙手往後若是抬不高，代表相當緊繃。

雙手可後抬但兩手高度不同，代表兩手緊繃程度不同。

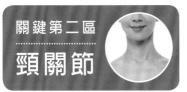

關鍵第二區
頸關節

臉部朝下，
手掌、腳掌貼地躺平後，
將頭往左右兩側轉。

檢測
方法
CHECK **1**

能完全側臉、手臂及背部也完全貼地沒有拱起，
則頸關節（角度）屬理想狀態。

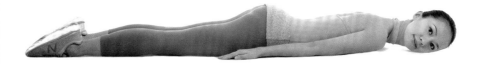

檢測
方法
CHECK **2**

若能完全側臉、甚至手臂放在腰部加重時，手臂
及背部皆能完全貼地沒有拱起，表示狀態更好。

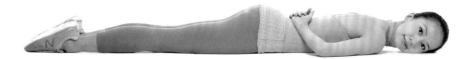

NG
異常狀態

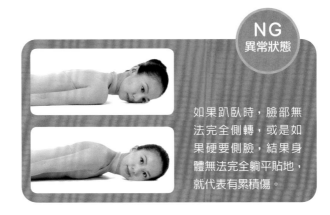

如果趴臥時，臉部無
法完全側轉，或是如
果硬要側臉，結果身
體無法完全躺平貼地，
就代表有累積傷。

將雙手交握在頸後，用腹部吸氣；再配合腹部吐氣將手往前甩。如此重複五至十次。此動作對一般常打電腦或滑手機的低頭族很有幫助，建議有空常常做。

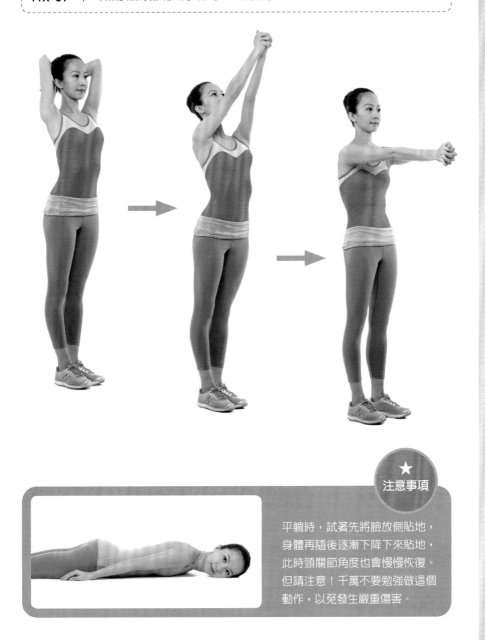

★
注意事項

平躺時，試著先將臉放側貼地，身體再隨後逐漸下降下來貼地，此時頸關節角度也會慢慢恢復。但請注意！千萬不要勉強做這個動作，以免發生嚴重傷害。

關鍵第三區
肘關節

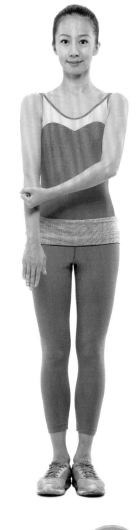

檢測方法 1
CHECK
輕敲肘關節附近肌肉（高起部分），從痠或疼痛度來認定累積傷程度。

檢測方法 2
CHECK
上身打直，雙手自然垂下。

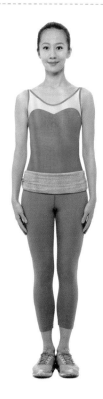

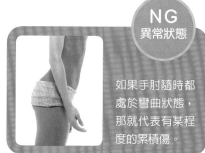

NG
異常狀態

如果手肘隨時都處於彎曲狀態，那就代表有某程度的累積傷。

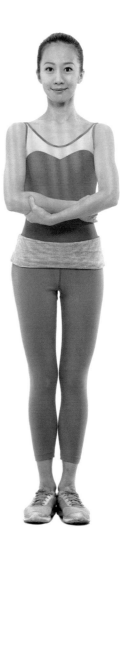

修復
強化
FIX UP **1**

按揉肘關節附近肌肉，
以達鬆緩效果。

修復
強化
FIX UP **2**

握住拳頭向內勾，然後
瞬間向上直舉，左右手
交換五至十次。請記住
拳頭務必始終保持向內
勾住狀態。

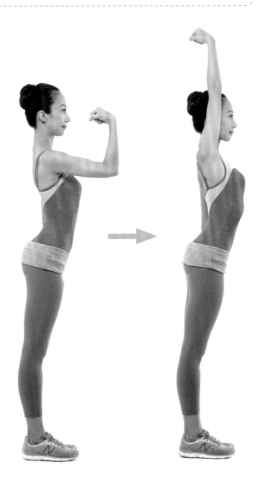

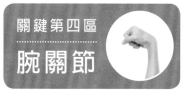

關鍵第四區
腕關節

檢測
方法
CHECK

雙手輪流將手腕朝下與上，做兩個不同面向、角度的按壓，理想是可維持在 90 度（或以上）。

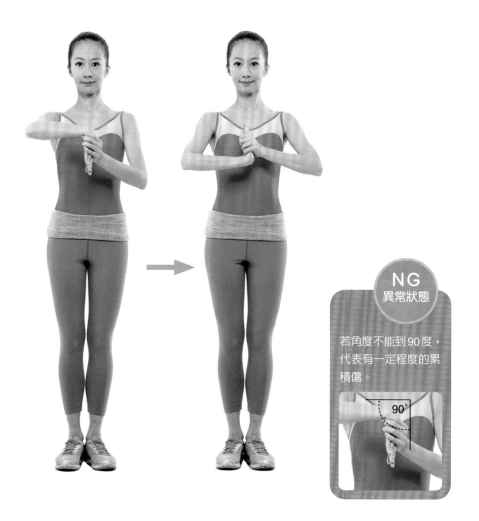

NG
異常狀態

若角度不能到 90 度，代表有一定程度的累積傷。

90°

修復
強化
FIX UP **1**

以左手抓住右手，前後搖晃（請注意被抓住的手要完全放鬆任由搖晃甩動），再左右交換五至十次。

修復
強化
FIX UP **2**

用左手握住右手掌，從正反不同面向盡量擴展手腕角度，再左右交換五至十次。

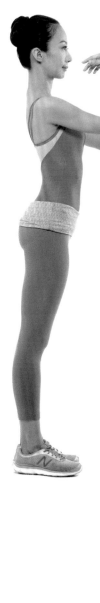

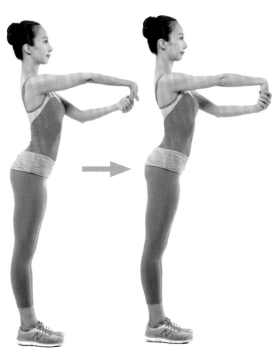

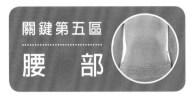

關鍵第五區
腰 部

檢測
方法 **1**
CHECK

用雙手將上身撐起，雙膝伸直不可碰地，頸部雙邊不可沉下。在不憋氣下如果能久撐，即為理想狀態。

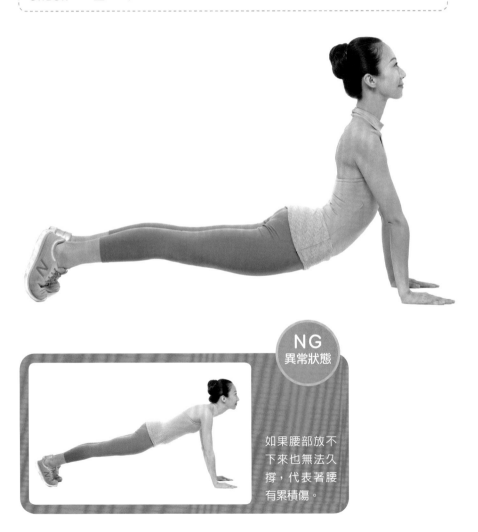

NG
異常狀態

如果腰部放不下來也無法久撐，代表著腰有累積傷。

高跪後，將腰部往前挺出，身體向後彎，並用雙手握住雙踝，頭部向前勾住。

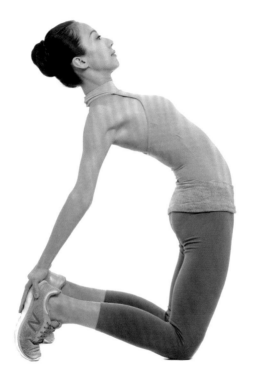

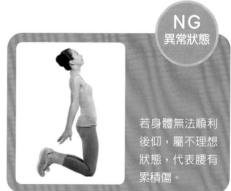

NG
異常狀態

若身體無法順利後仰，屬不理想狀態，代表腰有累積傷。

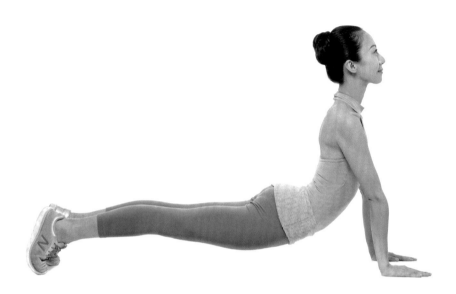

修復
強化
FIX UP **2** | 雙膝著地後將腰部往後收，再緩緩地將雙手往前舒緩伸展，直至腰部肌肉放鬆後，重複 1 的動作。每一循環約做五至十次。可依個人情況增加次數。

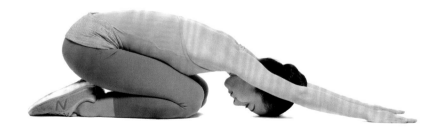

雙腿蹲下，以腰部為中心，由中間向兩邊搖晃約
十次。

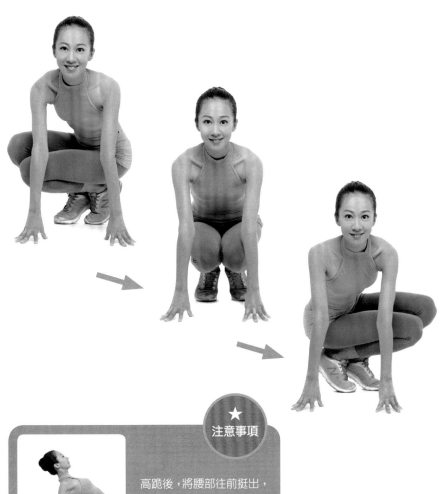

★
注意事項

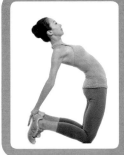

高跪後，將腰部往前挺出，
身體向後彎用雙手握住雙
踝，頭部向前勾住。這個
動作可以鬆緩、強化腰部。
但一定不要勉強做出動
作，以免發生嚴重傷害。

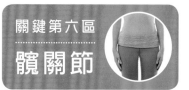
檢測
方法
CHECK

雙腿輪流盤坐（將一腳疊至另一腳上）。若能打平，屬
正常理想狀態。

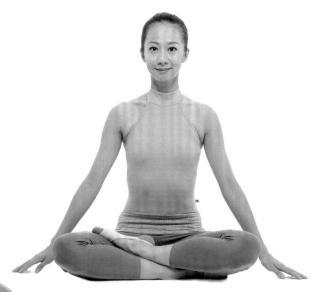

NG
異常狀態

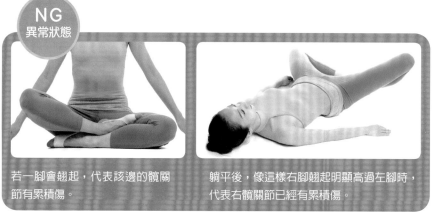

若一腳會翹起，代表該邊的髖關
節有累積傷。

躺平後，像這樣右腳翹起明顯高過左腳時，
代表右髖關節已經有累積傷。

修復
強化
FIX UP

1

雙腳打開比肩寬，雙手自然垂下。挺住上半身後緩緩往下蹲，停留約十秒後起身，重複此動作五至十次。（注意！身體下蹲時，上半身要維持挺直狀態）

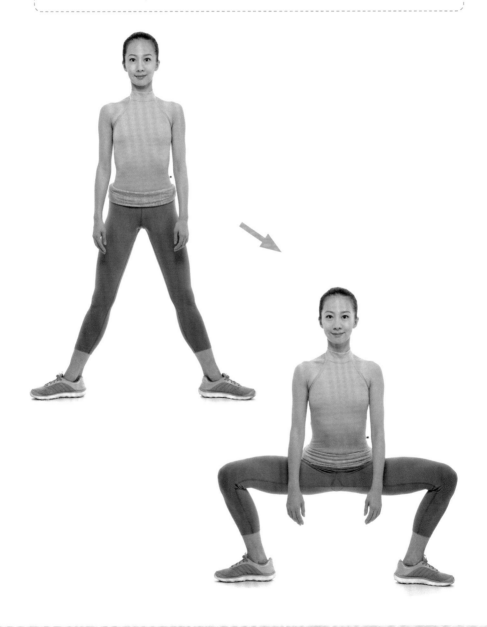

雙腳打開比肩寬，雙手向上直握，挺住上半身後緩緩往下蹲，停留約十秒後起身，重複此動作五至十次。（注意！身體下蹲時，上半身要維持挺直狀態）

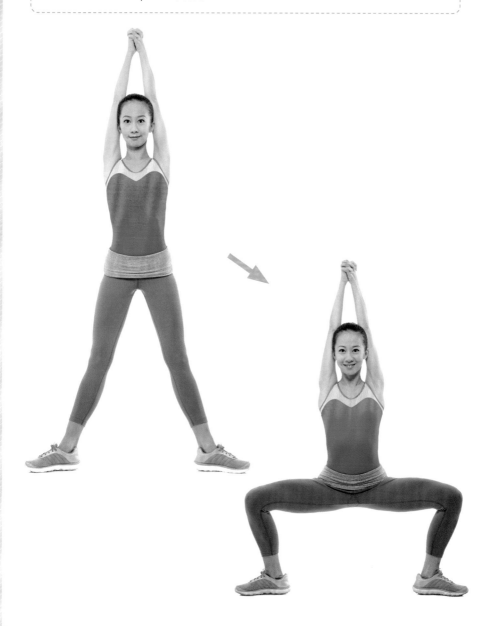

左膝彎曲，右腳往後伸直，背打直後往前伸展。
下壓約十秒後換腳，左右交換約五至十次。

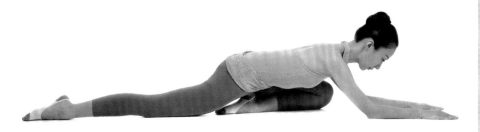

雙腳盤腿（可先抬單腳，但記得左右交換），背
打直後往前伸展。下壓約十秒後挺直休息，再往
下壓約五至十次。

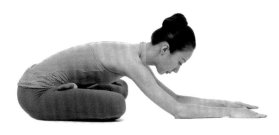

大弓箭步，背打直拉
筋約十秒後換腳，左
右交換約五至十次。

★
注意事項

3~5 這三種動作
都要注意挺直背
部、身體下壓。

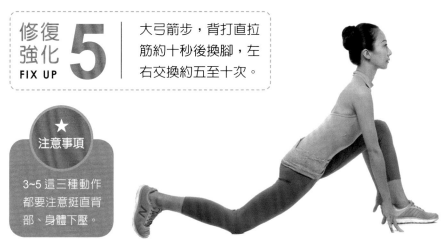

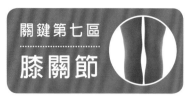

關鍵第七區
膝關節

檢測
方法
CHECK | 如果日式跪、蹲都
沒有不舒服，就代
表膝關節正常。

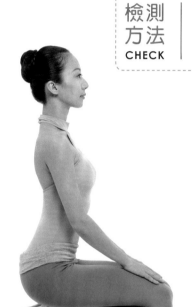

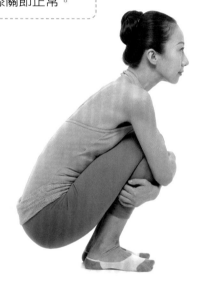

NG
異常狀態

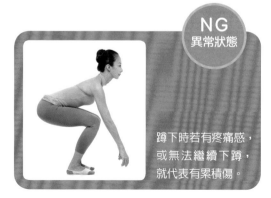

蹲下時若有疼痛感，
或無法繼續下蹲，
就代表有累積傷。

藉由以下兩種身體上下的動作，可強化膝關節周圍（特別是腿部）肌肉群，避免累積傷的形成。

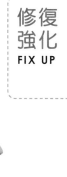

修復
強化
FIX UP **1**

兩腳打開，寬度大於肩，雙手上舉握住，將腰部往後緩緩坐下，再緩緩站起，重複五至十次。

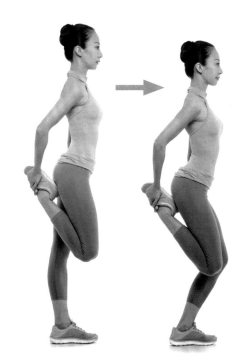

修復
強化
FIX UP **2**

用右手拉住往後彎曲的右腳，左腳緩緩蹲下，停留約五到十秒後站起，再換腳蹲下。如此重複五至十次。

被判「投球失憶症」的優質投手，也能演出人生逆轉勝

前面提過，我除了實際幫選手們檢查狀況，也積極研究台、日、美各國職棒選手的傷痛狀況。各種案例經追蹤觀察後發現，幾乎所有案例的傷痛進程都符合我發現的「累積傷」理論，不過其中卻遇到了一個讓我無法理解與接受的，那就是「投球失憶症」！

說實在的，一看到「投球失憶症」時，我當下的反應便是：「可憐！」因為我知道，這根本就是對「累積傷」無知，才會這樣認定！

Tips

「投球失憶症」是指投手無法控制球的走向，使得投出的球完全失控的一種症狀。它的英文名稱為 Steve Blass Disease，是以七○年代海盜隊投手 Steve Blass 為名。Steve Blass 的大聯盟生涯超過百勝，於一九七一年世界大賽更投出兩場完投勝，但在一九七三年卻突然投得相當不穩，投八十八‧二局卻送出八十八次四壞球，整個走樣。最後在他三十二歲的一九七四年球季結束後，被迫宣布退休。

某天我從報導得知，有位赴美打球的優質投手，受到所謂的「投球失憶症」的影響而遭釋出。雖然已返回國內打球，不幸的「投球失憶症」又再度找上門，使他仍然投不出好成績而陷入困境⋯⋯於是我馬上去電友人請他幫忙牽線，好讓我有機會及時拯救這位優秀，且絕對是「無辜」的投手。

二〇一一年八月三十日，我依約抵達球場的選手休息室與他碰面，在檢查他的手臂後，馬上明白他為何會「亂投」了，這果然不是失不失憶的問題！我幫他做了第一次調整後，就

修復了約四成。在做第二次調整前他跟我說：「上次調完隔天，在總教練面前投牛棚，結果順暢、精準程度讓總教練也嚇了一跳……」

由於我知道第二次調整後的隔天，他就要上場投二軍的正式比賽，所以我特別加重功夫，好讓修復程度盡可能達到八成左右。結果實際上場時最高球速果然從未經調整前的一二〇公里，進步到約一四二公里，且大部分的球速也幾乎都落在一三五公里上下。

只幫他調兩次就有這番成績，讓我非常高興。賽後他回我說手臂狀況良好，只是自己的身體仍不太協調，所以速度無法完全催出來。針對「身體協調」這一點，我早在首次碰面時看他走路的樣子，就告訴他全身的肌肉協調性不對了！

言歸正傳，關於這位投手整個「受傷」的過程，我想說的是，從美國到台灣，一路下來應該已經過幾十位專家的判斷或治療，卻仍然毫無對策或方法。唯一的解答，就是大家對於「累積傷」的「未知」，當然會「無策」了。

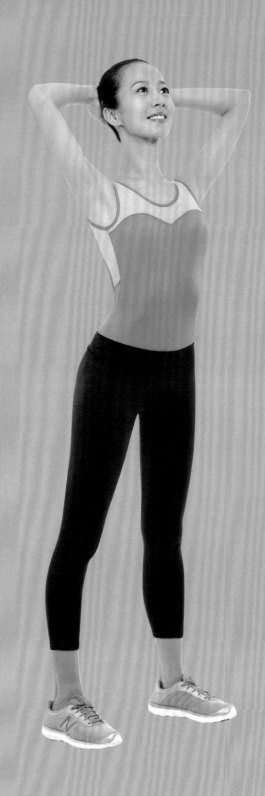

4

強化「腹活能」，
抗退化從體內來！

「腹活能吐納法」不僅能改善因動能不足引起的各種症頭，還可將氣血循環效能維持在最活絡狀態，從自己體內抗退化，進而達到生命回春的境界。

日前得知，在我的年代魅力席捲全亞洲的超級偶像明星西城秀樹，在歷經兩度的腦中風住院及漫長復健後，因長年與病魔惡鬥「慘敗」的挫折下，已經買好墓地。理由是為了不想牽累家人，而做了生命中最後一次的採購。

這位年近六十的巨星，我對他原本的印象（特別是我在日本留學期間），根本就和健壯的運動選手沒兩樣……現在卻落到如此「喪志」地步，真是叫人不勝唏噓。

最近常聽到的俗話（戲謔）說：「子孫滿堂、錢在銀行、人卻在天堂……」或更慘的「長年臥病床！」如果可以的話，任誰都想長生不老，就算這個夢想實現的機率微乎其微，但人類從古至今可說是從無間斷地尋尋覓覓著。

今日隨著科學的進步，現代人雖已不再那麼奢望長生不死，但也因科技的進步，而開始出現「活個千歲」這樣的呼聲。

「活個千歲？」你一定心想，哪有可能，誰這麼無知？請先別急著否定，多年前提出這論述的就是英國劍橋大學的狄格瑞博士（Aubrey de Grey），他認為衰老不是一種必然過程，而是一種可以預防及醫治的疾病。他提出了一套叫「消弭老化工程策略」（Strategies for Engineered Negligible Senescence, SENS）的理論，並列出造成生物體衰老的七大罪魁禍首：

1. 引發癌症的細胞核基因突變。

2. 粒線體基因突變。

3. 細胞內廢棄物累積。

4. 細胞外廢棄物累積。

5. 細胞數量耗損。

6. 細胞老化但抗拒凋亡。

7. 細胞間蛋白質形成交錯連結。

簡單地說，人從出生後便開始發生各種分子與細胞的損壞，以及有毒廢棄物的產生；也因為無法補充損壞細胞，染色體開始突變，加上有毒廢棄物不斷累積，於是我們會病、會老、會死。狄格瑞博士樂觀的認為，只要人類能針對這些根源逆向治療，要克服這七大命題並非難事，屆時人類要活個千歲應該是可以實現的夢。

其實，中醫裡原本就有「濁氣」之稱，意指某種在體內的廢棄物，這和狄格瑞博士所提頗為吻合，而剛好這也是西方醫學所欠缺的部分。也就是說，如果我們每天不能及時將大量的廢棄物排出，久而久之就可能形成「濁氣」，進而加速細胞器官老化或死亡。

反過來說，如果能有方法可以及時將廢棄物排出體外，而不讓它囤積在體內，那麼要讓身體各器官、組織的細胞隨時更生就非難事，或許追求長生不老一事也就不再是「天方夜譚」了。

「腹活能」是引領我重生的曙光

我先前提過，不曉得是否因為太忘情於藝術創作，或可能因為疏忽，當然也不排除是「無知」，導致我在五十歲以前的歲月，幾乎都活在可說是「慢性自殺」般的病態生活中……記得那些年，我一直有個想法就是：「老天啊！就算只有一天也好，我好想過著完全無病無痛的日子！」

但不曉得是老天爺特別照顧，還是閻羅王的生死簿中一時沒找到我的名字，竟然讓我逃過好幾劫而存活了下來。我經常自嘲「雖不怎麼精采（應該說是『無精打采』）但還滿「輝煌」的」在我沒死成之餘，且非常神奇的，花了大約半年的時間，讓我從乾瘦且病懨懨的狀態，一下子成了人人羨慕的對象，甚至還誇張到就連我的畫家好友都認不出來。

其實，這整個「蛻變」的過程，可說是「無心插柳柳成蔭」。當初我是想說，既然死不掉就來面對這個臭皮囊吧！於是抱持著死馬當活馬醫的心態與意志，每天一直重複做同一個動作——就像是打網球時，身體以最大極限往前去接球的狀態（左右腳交替做）。可能由於做動作時，雙腿太久沒有鍛鍊，所以沒做幾下雙腿就抖到不行，而且嚴重得氣喘吁吁。說來神奇，就在那個瞬間我腦海浮現：「必須先找個方

法來克服呼吸問題……」

照道理，在氣喘吁吁狀態下，幾乎所有人都是趕緊張開嘴巴大口大口急促呼吸，但我當時想到的竟是──緊閉嘴巴！（對了，提醒大家，這樣做很危險，絕對禁止模仿！）

就在我採用了這種接近「敢死隊」的方法，硬生生的強迫身體接受進而克服「撞牆期」後，我頓悟了！簡單來說，我非但不順從身體，反倒是刻意違逆身體慣性，緊緊閉住嘴巴，採用非常辛苦又極端危險的鼻進鼻出的方式來呼吸。然而驚奇的是，我做到了，而且我更「想通」了。我做到了我所稱的「腹活能吐納法」！這對從未學過吐納或氣功的我來說，真是一大發現與成就。說起成就，指的就是我那半年後蛻變成「有精打采」的身體狀態！

後來，為了知道我究竟練成了什麼功夫，怎麼會在這麼短的時間內，整個人生出現了如此不可思議的「逆轉」。於是在友人介紹下，我去拜訪了一位醫師，他偶爾會用中醫手法幫人看病，平常也在公園教人氣功。從與其交談的過程中，我得知了之所以「逆轉」的關鍵，正在於「氣」的改變。這位醫師當場還提出了想跟我「研究研究」，並讚揚說：「你會不得了！」

「腹活能」不等於「肺活量」

有天，我光著上半身面對鏡子練功時，看著吐氣時凹到幾乎腹壁貼後

背，吸氣時又脹到有如青蛙肚的腹腔，雖是氣喘吁吁狀態，卻幾乎沒動用到胸部，頓時我想到的是「肺活量」這個西醫用語，又接著想到「心肺功能」，於是我停下動作，然後開始驗證了起來。

一直以來，西醫都是藉由所謂的心肺功能測試，來幫人測出肺活量狀態。但從我的案例看時，我發現「不對啊!!」肺活量測試時醫師要求被測試者大力吹氣，此刻使用的明明是「腹部」的力量，並非肺部或肺所在的胸部，既然沒用到肺部，怎麼能稱為肺活量呢？

而就在我上天母古道（水管路）練功時，我腦中蹦出了這個新名詞──「腹活能」！反覆思考後，我覺得醫師口中的「氣」，說穿了就是「腹活能」，正因為有了這股強而順暢的能量，我才能得到了精采的「重生」。

因此，大家如要健康不病，請即刻跟我一起練就腹活能吐納法，盡快回歸到嬰兒時期的呼吸模式，運用整體腹腔就對了。練就腹活能吐納法的我不管平常無意識時或練功運動時都一樣，全天二十四小時，全年無休。換句話說，我已經回到孩提時期的健康呼吸模式！

腹活能的論證

人體是經過巧妙設計的精密器具，心肺被包在有限但較強固的空間，亦即肋骨之內，而心肺以外的肝、膽、胰、脾、腎、胃、腸等臟器，則均位於橫隔膜以下，恥骨以上的腹腔當中。腹腔外圍不是硬殼，而

是具高度伸縮力的「肚皮」，我認為這是種特殊的「安排」，腹腔的定位就是可經自主意識操控的唯一幫浦。

藉由專注在整體腹腔的張縮，可將血液送抵最需血液過濾的臟器，帶來氧氣與養分，帶走廢棄物與二氧化碳，特別是將下半身的血液，更有力的往上回送，好讓血液循環達到最佳狀態。所以「腹活能吐納法」是一種自我腹腔張縮能力開發的功法，為的就是要強化「腹活能」，以達到最佳的氣血循環效能及最重要的排出濁氣。

記得曾經看過一個報導；位於英國懷特島的大衛海德氣喘與過敏中心的阿薛德醫師，針對懷特島上一千四百五十六名十歲大的孩童進行研究觀察，從出生一直持續到他們十歲為止，研究對象當中有三分之一的兒童是至少喝母乳長達四個月的。這些孩子在深呼吸之後，能以較快的速度吐出較多的空氣，同時也證實了，這些喝母乳的寶寶在童年初期，肺功能優於其他幼兒而能免於罹患呼吸器官的疾病。

這位醫生提出的觀點是，這群寶寶在童年時期肺部較健康的原因，可能是因為由吸吮的動作中增加了肺活量。這是一個非常有力的佐證！證明「腹活能」是對的方向。

首先，就有如在媽媽肚子裡頭的呼吸動作一般，剛被生下來的嬰兒在吸吮母乳時，也是用整體腹腔的力量在進行，可能因為沒用到肺部，所以童年時期的肺部才能維持健康。其次，我推斷極有可能是當某天（可惜在現有研究報告中尚未有確切是哪一天開始的資料）開始轉換

成以肺部呼吸之後，孩童們就開始罹患呼吸器官的疾病了。

所以，我認爲不是因爲喝母乳與否的問題，而是在使用整體腹腔呼吸或吸吮的過程中，因不需用到肺部而減少罹病機會。我更大膽假設，如果從小（我曾經輕易地教會小學生做腹活能吐納法）練就並定型使用整體腹腔吐納來延續在母親體內時的呼吸模式，或許就可避免掉罹患相關疾病之苦，大人也不例外。

案例一： 心臟科醫師也信服「腹活能」！

周醫師是一位心臟科醫師，他常常鼓勵病人做規律性的運動，譬如溫和的散步走路是他最常給病人的建議。邁入中年的他也經常運動，自認爲體力還不錯，但忙碌的醫療工作除了長時間的看診外，一個星期好幾天要背上沉重的鉛衣執行心導管手術，回家後常感到腰痠背痛，自己年輕時因不良姿勢造成的彎腰駝背也變得更爲明顯。

後來經過我的調整並傳授強化「腹活能」的「腹活能吐納法」後，他將這個功法融入日常生活中，例如：在醫院他通常不坐電梯而改爬樓梯，走樓梯時就配合吐納一步一步往上爬，感覺輕鬆又不費力。下班後他會去運動場走路一個鐘頭，每步皆不急不徐配合吐納，走完全身舒暢。睡前也會利用十五至二十分鐘進行我指導的幾個動作練功兼改正駝背的姿勢。甚至也將其融入休閒活動中，如游泳的換氣、高爾夫的揮杆。除了身體上的幫助，心理上也有使人較易心平氣和、提振自信的感覺。

話題再回到腹活能的效果上；我印象深刻，在幫周醫師調整結束的隔一天馬上接到他的電話，請我去幫他父親調整！話說就連學有專精的心臟科醫師都認同，讓我又更肯定了自己的發現。

案例二： 七旬老翁靠「腹活能」強化腰腿，揮出長桿

M 社長因所從事的職業關係（棒球用品進出口），平時就有運動的習慣，但因為年紀將近七十，所以幾乎每天都會找人按摩以減緩身體緊繃不適，也常到整骨院調整各個關節痠痛問題。

後來經我調整過身體幾個主要肌肉群及經絡，並傳授他「腹活能吐納法」後，除了順利解決長年的痠痛問題，隨著年紀逐漸弱化的肌耐力，特別是腰部及雙腿也都有了相當明顯的進步，更重要的是他因為強化了「腹活能」，如今雖已七十四歲，仍然每週前往球場打高爾夫。而且身高不高的 M 社長，自從強化「腹活能」之後，竟能輕鬆就揮出兩百碼以上的距離。

案例三： 「腹活能」讓年輕三十歲不再是夢

陳女士說自己很容易三天兩頭就生病，不分季節老是感冒，總是有氣無力且整個人既疲倦又常頭痛。另外因為呼吸不順暢，因此覺得每天好像都處在缺氧狀態中，不舒服也很痛苦。

周遭的親友及她的客戶見到她這種有氣無力，慚慚一息的樣子，都很熱心地介紹各路名醫和名藥。因為急於脫離病痛苦海，她很認真地一一試過各種中西藥或強身養生藥品；一家一家跑，一有時間就往醫

院診所或民俗療法院所跑，就算中南部也都專程前往。但是在吃過一大包一大包的藥物後，換來的只是一次又一次的失望……

某次，我主動跟她推薦「腹活能」，她十分認同地請我幫她調整，同時開始鍛鍊「腹活能吐納法」。後來她這麼對我說：「還真是年紀過半百後才懂得如何『呼吸』，我說的是很順暢的那種，想想以前從不知道要怎樣呼吸才對……」

現在，她每天都會花十分鐘，配合幾個我教她的動作持續鍛鍊「腹活能吐納法」，所以整個身體狀況都很理想。雖然實際年齡已超過五十，卻在爬山時遇到了一位阿婆，竟然問她說：「小姐妳看起來像二十幾歲，結婚了嗎？」而讓她開心不已。

回想起剛開始時，為了要看看她的狀況有多差，於是我要求她做了一個動作加上吐納，當時的她根本撐不到五秒鐘（憋著氣）就受不了痠而倒地了。後來同樣的動作，她竟然能撐住，一點異樣也沒有，簡直可以當體操選手了。調整前和調整後完全判若兩人，會被認為是妙齡女子也很正常。

案例四： 揮別下背痛，喜悅迎接新生命

林小姐是個因椎間盤脫出（移位）引發長期下背痛的患者。她說高中時在升學壓力下，長期以不良姿勢坐在書桌前讀書，導致從高中時期到研究所畢業，整整有十年時間都在治療下背疼痛。無論是藥物、復健治療或是民俗療法、整脊都嘗試過了，但效果都不彰。

甚至有一次在家中打掃，彎腰拿東西時卻突然感覺一陣痠麻，接著就倒在地上完全不能動，在地上躺了將近三十分鐘。當時她很害怕自己會不會就此下半身癱瘓，最後在很用力下才終於爬起來拿手機打電話向老公求救。

在那次的治療過程中，骨科醫生建議開刀，不然只能靠復健維持現況，不能久站久坐，單一姿勢也不能超過三十分鐘，甚至建議她不要懷孕。因為她椎間盤突出的地方在腰椎第四、第五節之間，相當接近尾椎。若懷孕，椎間盤突出的問題可能會更嚴重，甚至不能行走只能待在床上待產。巧的是，就在她準備接受我的調整時卻懷孕了！

她老公很擔心她的身體是否能承受，加上知道我也是第一次接觸到孕婦後更是擔憂不已。不過，經過四次的調整，並教導她每天要進行「腹活能吐納法」，加強背部及腹部肌肉群的力量，很幸運的，其他孕婦懷孕期間會遇到的狀況都沒發生在她身上，甚至椎間盤突出導致的腰痠背痛也沒發生，到了懷孕後期也非常順利。她說老公與友人都訝異她不像普通的孕婦，無論是走路、飲食都和常人沒兩樣。

一直到破水那天，以前下背部疼痛的記憶才再次出現。整個生產過程中，她只感覺到腰部痠痛，卻完全感受不到寶寶經過產道的疼痛感。她說，她當時就是運用了腹活能吐納法來緩和腰部的痠痛。

從下午五點進入產房到翌日凌晨六點，歷經十三小時終於順利產下可愛的女兒，之後腰部的痠痛感也獲得解除。原本擔心產後身材變形、小腹突出，也因為她以腹活能吐納法來運動，在坐完月子後身材很快就恢復到生產前，體能也逐漸復元。

關於「腹活能吐納法」

在詳細介紹功法之前，首先從我的觀點，就腹活能吐納法與丹田呼吸，或一般所謂的腹式呼吸之間的差別做個解說。

丹田呼吸

相信學氣功時或跟老師練氣時，幾乎都會聽到老師常掛嘴邊的「氣沉丹田」或「意守丹田」。但就我的觀察或認知，其所強調的是要大家在呼吸的同時，採用鼻進「嘴出」的方式，把意跟力都專注在肚臍下方約三指幅寬的地方（丹田）進行換氣。

腹式呼吸

這是西醫認可也常會叮嚀大家記得要做的呼吸方式。同樣地，它也採用「鼻子吸氣」「嘴巴吐氣」的方式進行換氣。吸氣時像吹氣球一般，緩慢地將腹部吹脹；吐氣時就像氣球消氣般，慢慢從嘴巴將氣吐出。

腹活能吐納法

如同我之前所說，腹腔的存在是一種「安排」！它除了可以變成強而巨大的「幫浦」來協助下半身血液回送外，也可藉由吐納時整體腹腔的按壓揉擠，而達到體內臟器自我按摩的效果。

為了達到上述的效果及效能，我所採用的是鼻進「鼻出」的呼吸方式，這是經過我反覆實驗與深刻體悟下所採行的呼吸法。我認為唯有如此，才有可能練成強而順暢的「腹活能」！

強化「腹活能」，請跟我這樣呼吸！

做所有動作時請務必配合鼻進鼻出的吐納，這樣才能真正運用到丹田部位的肌肉群。（注意！「初學者」可先從鼻進嘴出開始練起。）

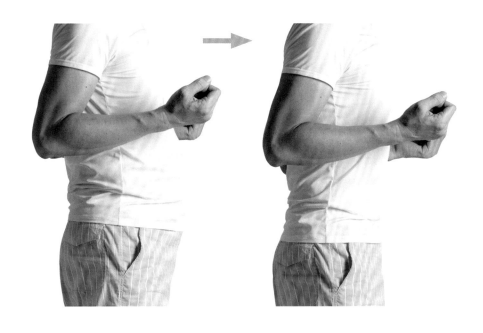

吐納時的腹部狀態：吸氣時腹部脹起，吐氣時腹部凹下。

強化「腹活能」的最佳運動──踩室內腳踏車

這是一個可強化腹腰、雙腿（特別是腰大肌）肌肉群的動作。如果家裡有室內健身腳踏車會更好，我自己就是這樣鍛鍊腹活能的。但是如果沒有也沒關係，可以躺在地上空踩飛輪。躺著時下方可墊瑜伽墊，或選用不要太軟的墊子，比方就不建議在彈簧床上操練，就比較不會傷到腰。最重要的，一定要配合吐納進行。

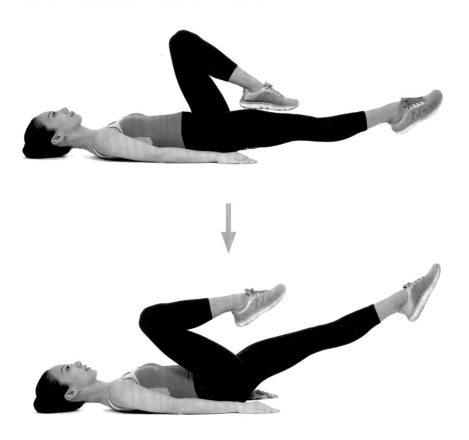

躺在地上，全身放鬆，雙腳彷如踩腳踏車般兩腳交替空踩，並且搭配腹活能吐納法，以鼻進鼻出呼吸。運動時間不限，看個人當時的身體情況調整。

「腹活能」如何應對
現代生活型態中的六大課題

課題一 忙

1. 慢性疲勞

二十一世紀中影響人類健康甚鉅的主要問題之一就是「慢性疲勞」，其發病人數正逐年增加。這是個找不出病因的病症，常見徵狀有：喉嚨痛、輕微發燒、肌肉痛、肌肉無力、關節痛、睡眠障礙、過度興奮、心悸、意識模糊、胃痛、腹瀉、便秘、注意力無法集中、抑鬱等，導致日常活動力比平常減少五十％以上，就算睡覺休息也無法明顯改善反覆性的疲勞感。

 謝安觀點

面對這個因超壓工作所造成的疲勞症，可藉由腹活能吐納法，啟動副交感神經執行被認為最困難的「肌肉放鬆機制」，以緩和肌肉相關組織的疼痛。另外也可強化氣血循環效能，將氧氣及養分透過血液帶到所需之處，活化各器官來修復紊亂的機能。

2. 慢性胃炎等消化系統相關疾病

因為無法調整生活步調，人們只能活在充滿競爭及挑戰的現代社會中，並被迫處在夜以繼日的壓力漩渦裡。於是焦躁、惶恐、憤怒、驚嚇、憂慮、悲傷、煩悶等高低起伏的激烈情緒，往往就直接**襲擊**胃腸等消化系統，這也是為何胃腸相關慢性疾病多發的原因。

胃腸的運作是透過自律神經掌控進行的。交感神經抑制胃液的分泌，副交感神經則促進胃液的分泌，但它們在各種不穩定情緒不定時造訪下，受到干擾而產生錯亂，這也是為何會出現神經性腸胃疾病這種稱呼的原因。

另一方面，文明同時也將人類的飲食內容物逼向更「病態」的精緻化，其結果便造就如：為了達到所謂的色香味具佳，將化學添加物濫用到幾乎無法無天的地步，讓精製食品充斥整張餐桌，於是胃腸在長期缺乏膳食纖維幫助蠕動下，漸漸失去原有的活力，進而帶來消化不良等疾病。

 謝安觀點

對於前者，可藉由腹活能吐納法將副交感神經喚醒，進而均衡整體自律神經系統，以達到胃酸分泌正常並完成消化任務。至於後者，自律神經調整後雖然已有所助益，但若從體內自我按摩的角度來看，適度的整體腹腔吐納更可幫助胃腸蠕動並間接提升消化的功效。

3. 壓力

位處緊繃競爭的全球大環境中，爲了存活，人們往往身不由己被迫加入戰局，於是壓力排山倒海而來，彷彿無形的惡夢般甩也甩不掉。除了先天性格帶給自己的壓力外，其實隨處可見環境帶來的影響，例如：最常見的，每天上下班塞車、到處都人潮擁擠、工作場所空氣品質不佳、環境中看不見的毒物汙染、住家附近餐廳及工程施工噪音、經濟不景氣與通貨膨脹、偶來的天災和流行傳染病、黑心食品傳聞、意識形態引發的社會紛爭等，林林總總的外在壓力無法計數。

這些壓力源帶給人們最常見的疾病包括：循環及代謝系統的失能、消化系統的紊亂、肌骨系統的疼痛等。

 謝安觀點

此刻，所謂解壓、紓壓的「出口」就顯得格外重要。而其中最重要的機制，就屬自律交感神經協調，亦即交感神經與副交感神經的平均「拉扯」。腹活能吐納法能將交感神經與副交感神經做均衡的協調，再由「放鬆機制」將相關核心肌肉群鬆解，強化氣血循環效能，最終便能達到最佳的紓壓功效。

課題二 毒

1. 解毒排毒

悲觀點說，只要活著，我們每天就得面對環伺的「眾毒」。空氣、水、陽光、食物及各種物品，包括用的穿的，只要是與人體有交集的，依現代人的經驗與分析研究，都已經達到無處不毒的境界了。就連生病時醫生所開的藥，嚴格說來也是一種毒。

當然，人類也毋須因此而恐慌，因為身體某些器官就是專為解毒排毒而存在，例如肝、腎、肺、皮膚等，透過這些器官相輔相成的機能作用，完成毒素分解，並將之排出體外，免於被傷害。然而，器官終究有瑕疵或失能的一刻，因此我們才必須尋求他途來輔助。

 謝安觀點

藉由腹活能吐納法可將血液循環做最完美的輸送，強而順暢地將氧氣及養分送抵各個器官作為交換及過濾之用。另外，由於肝與腎皆位於腹腔內，所以也可透過吐納做自我體內按摩，協助血液的過濾與傳輸。甚至，透過吐納功法所做的「運動」，還可透過汗水將部分毒給排解，以達到無毒生活的目的。

2. 排宿便

原本我們將食物吃進嘴裡後，到完全被消化變成糞便排出，整個過程所費時間約需四十八至七十二小時；但這是指沒有「意外」的情況。

由於現代人的飲食習慣及特別偏好精製食物的關係，腸胃往往無法充分進行消化吸收，就囫圇吞棗地往下一關送出，之前所說的各種無法分解的毒廢物，也一併被囤積在腸道間，長期下來，宿便就此形成。如不及時清除，最後一定會影響健康，這正是宿便可怕的地方。

 謝安觀點

透過腹活能吐納法，人們即可從內透過強而順的血液循環、或從外經由自體按摩的方式來幫助腸胃蠕動，進而減低宿便形成的機會，同時消除這個隱憂。

課題三 僵

當發生腰痠背痛之類的傷痛症狀時，醫生一定會提醒「要注意一下姿勢！」我認為姿勢固然是傷害形成的主凶，但再往源頭追究下去，不難發現，其實根本原因在於肌肉長短不均，以及缺乏強韌肌力。

「要多運動！」也是醫生常掛嘴邊的提醒。要運動或必須運動，對現代人來說是常識，很少人敢忽視，但問題是要做什麼運動？要動哪裡？要怎麼動？對不同年齡或健康狀態的人來說，光是「動」的學問就超乎想像的大，絕非一句多運動就能帶過。

我常說，現代人活得很「塑膠」，指的是現代人的肌肉僵硬，缺乏柔軟度，幾乎就像塑膠被太陽晒久之後的狀態，極其容易折損或斷裂。僵成這樣的肌肉，稍不注意姿勢或使力角度出錯，造成肌肉拉傷事小，嚴重者還可能牽涉到肌腱、骨頭，不可不慎。

 謝安觀點

如果平常就鍛鍊腹活能吐納法來強化腹活能，便可藉由強而順暢的氣血循環將氧氣及養分，帶到各個肌肉部位活化肌肉纖維，同時將二氧化碳及廢棄物及時清走。此外，腹活能吐納法本身即能有效鍛鍊肌肉並使之強化，經過鍛鍊，發生拉傷肌肉、扯到肌腱、傷到骨頭的機會相對小很多。

課題四 高

如前述所提，現代人因為飲食習慣及內容過度精緻化，加上受到歐美飲食文化的影響，造成各種威脅指數偏高。

觀察我們的三餐內容，盡是高脂肪、高蛋白、高熱量、低纖維的精緻餐點，大量酸辣的刺激食物、過甜飲料、無節制的菸酒，加上缺少運動，不少人因而有了胃潰瘍、十二指腸潰瘍、脂肪肝、肝硬化、糖尿病、高血壓、心律不整、冠心病、血管阻塞、中風、血管硬化、腫瘤等病症，其中「三高」症候群的發病率更是逐年明顯攀升。

像這樣，消化循環代謝等重要效能的低落、各種病症罹病數飆升，都可以說是一味追求文明的人類始料未及的一大蠢事。

 謝安觀點

針對這種高升的態勢，腹活能吐納法所扮演的是：加強腸胃蠕動、自我臟器按摩、解毒排毒、解壓紓壓、強而順暢的氣血循環、送抵搬運、強化代謝等功能的運作。

課題五 濁

血液由心臟打出去後，循環全身，再回到原點。過程中它肩負著把氧氣及養分送抵各處，同時也將各器官組織所產出的二氧化碳及廢棄物帶走，把該濾清的地方濾清。所以當某個環節失控或失能，就可能讓血液越來越濃濁。

當然除了循環系統及過濾系統的因素外，就屬飲食等生活習慣問題為一大致濁因素。血液循環障礙一旦出現，就會造成組織損害壞死。所以針對這元凶——過濁的血液，不但不可輕忽，反而必須更積極的尋求解決對策。

 謝安觀點

解決之道除了改變生活飲食習慣、改變血液本質，以及大家所熟知的多運動外，亦可藉由腹活能吐納法，強化腹活能，清通血管，唯有透過這些改變——健康地吃加上腹活能吐納法，才能「雙管齊下」解決血液濃濁的問題。

課題六 塞

藉此,我先從個人的某次小小經驗,來談關於我跟「塞」的一段過程。chapter 1 提到,我的身體幾度瀕臨垮掉的地步,平常頸、肩等部位的痠痛,隨時輕易襲身,間接造成睡眠不足,更連帶演變成免疫力下降,之後隨便來個感冒,我都必須花上一兩個月才能治癒。

有一天,我突然在傍晚時分耳鳴到不行,正在納悶之際,碰巧來到住家附近的耳鼻喉科診所,於是進入診所看診,之後醫生開給我一個禮拜的抗生素與消炎藥。在我拿著藥離開診所後,卻越想越不對勁,心裡不停嘀咕:怎麼會突然發生這麼嚴重的耳鳴?於是我再到一家新開的民俗療法院,當時幫我看診的是一位剛退伍的年輕人,還沒等我細說病情,便叫我趴在診療床上,手才按壓我的背後、腰部,就高聲驚喊道:「你根本沒有氣!」

之後他簡單說著:「我知道了,你去走個兩個小時,耳鳴就會好了。」我依他所言走出診間,就近在周邊空曠地方「走走」,在走了大約一個半小時後,耳朵竟然通了,耳鳴也神奇的消失無蹤。

 謝安觀點

像這般「氣不通」的情形,就我的觀察或實際幫人調氣經驗所得,其實,只要藉由「腹活能吐納法」改善因動能不足引起的相關症頭,就可省掉不少逛醫院找醫師的時間與精神。

最後，順便附帶說明一下，腹活能吐納法強調的「整體」腹腔吐納，除了有「全部」的意思之外，我之所以選用它，其實還有一個更重要的意涵，那就是「調整身體」！總之，這是一套相當有益身體「回春」的功法，重點在於以整體腹腔吐納為主、加上一些輔助動作而成的強身抗病之道，它甚至可以達到自我病痛療癒的功效。

此功法講究的是藉由整體腹腔吐納，帶動強而順暢的血液循環以把氧氣及養分送抵身體各器官，然後將廢棄物及二氧化碳帶走；同時能有效控制肌肉，形成隨時可自我調控的「放鬆機制」，以利調整肌肉均長及強韌的鍛鍊，進而活化各肌肉組織內部的血管。

再者，因為是運用到整體腹腔，所以也可透過自我體內按摩達成活化內臟器官的效能。在練就吐納功法後，身體就能隨時保持在太極所說的「上虛下實」狀態中。如此一來，除了全身痠痛及因肌肉僵縮造成的各種關節傷痛均可克服外，氣血循環效能也可隨時維持在最佳狀態，各個器官也會因而活絡年輕，從自己體內抗退化，促使達到生命回春的境界。

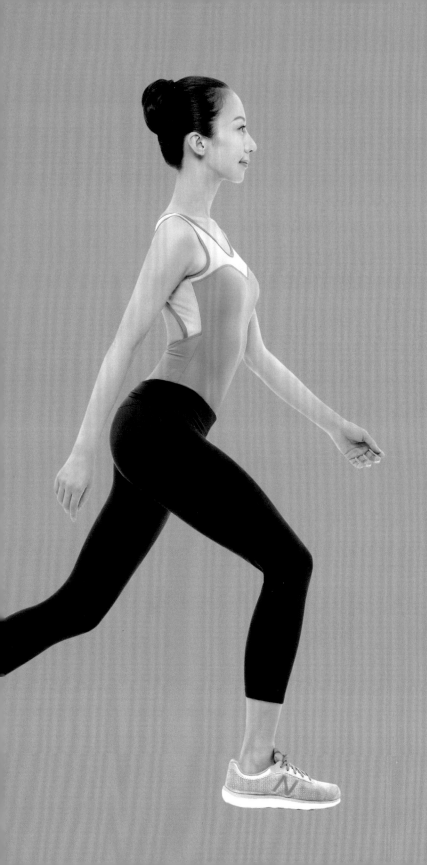

5

瘦身、運動、保養三合一
的無骨式健走操

無骨式健走操是能帶來真正「肌鬆」與「氣通」的運動。
除了可解除關節痠痛之外，也能強化新陳代謝力並促使
脂肪燃燒與強化肌肉，達到瘦身效果！

「任誰都想健健康康的過日子！」「任誰都想遠離腹翁腹婆身材！」會有這種想法一點都不為過，而為達此目標，可說幾乎人人都意識到「要運動」，因為健美跟運動早已經被劃上等號。

生活周遭隨處可見：爸媽一天到晚嘮叨不要坐著不動、老婆不斷叮嚀要運動、同事間寒暄時盡是運動話題、看完醫生起身離開前一刻，也一定會被提醒要多運動……對此，不知是否有人跟我一樣納悶，我們每天不都在動了嗎？那為何還要運動呢？動的位置與方法有差嗎？

我認為所謂的運動，它所肩負的首要任務之一，是使僵硬且呈現不均的肌肉鬆緩及活化，進而調整回到均等且富彈性的健康肌肉狀態。然後，再藉由健康的肌肉的運用，達到讓「腹活能」強化的境界。

但，每天只能忙碌的東奔西跑，或者維持同樣姿勢坐一整天的人，要靠一般所謂的「運動」，來達成舒緩筋骨及維持健康，非常不容易。

就拿整天進進出出奔波勞動的人來說，他們雖然不停地動著，但肌肉群也因長期處於緊張狀態，積累造成疲勞與僵硬現象，久而久之形成肌肉不對稱，若是貿然衝去「運動」發生不當拉扯，反而會導致傷痛。

另外，在辦公室久坐不動的人也因為使用到的肌肉群、肌力和角度受限，日積月累下，多數人會因而產生特定肌肉群僵硬、萎縮、弱化的現象。同樣的，若是突然卯起勁地跑去運動，結果可能會比整天勞動的人下場更慘。

上班族元氣操

針對久坐、常坐一族的朋友們，下面推薦兩個不需特別場地，隨時輕易可做的「肌鬆氣通」元氣操。這些運動有利於下半身血液的快速回送，同時可鬆緩腿、臀等部位肌肉群。不過由於痛的程度因人而異，所以請循序漸進地操練。

弓箭步

1 找一面牆或是穩固的桌子，將身體傾斜約四十五度後用雙手撐住；

2 拉扯右後小腿肌肉到稍微會痛的程度再換腳，如此左右交換運動，每次至少做三到五分鐘。

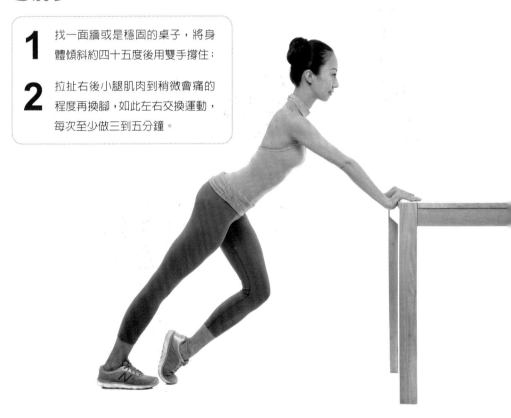

彈力腿

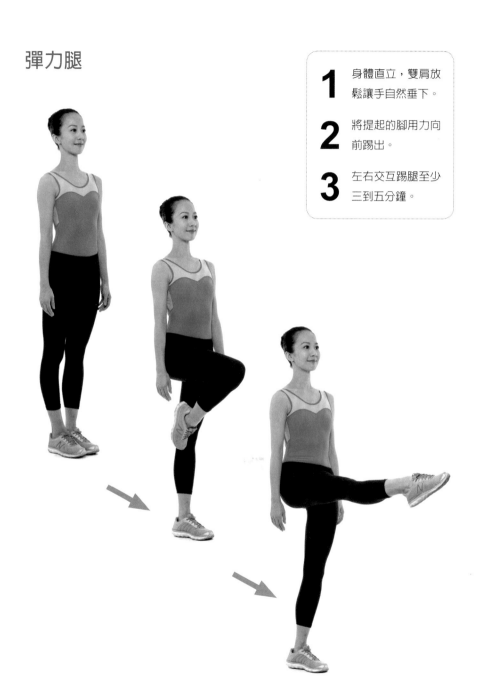

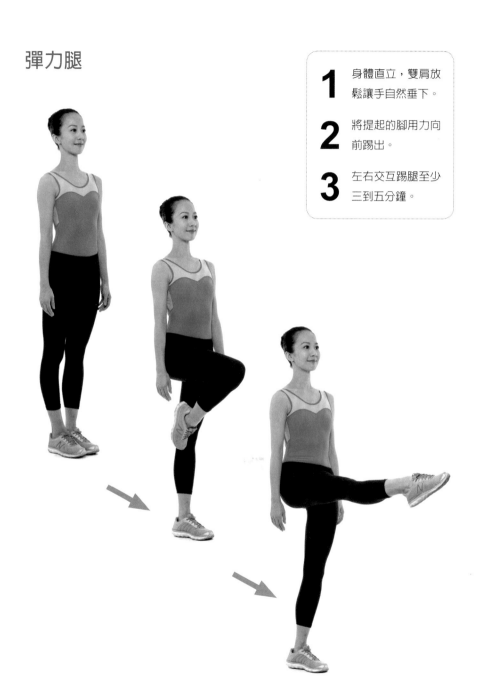

1 身體直立，雙肩放鬆讓手自然垂下。

2 將提起的腳用力向前踢出。

3 左右交互踢腿至少三到五分鐘。

不可否認的，想運動、做運動……都是好事。但根據我的觀察，現有的運動觀念或認知當中，有不少是比較偏重所謂的「體能」或「肺活量」的精進。我認為，一味追求「肺活量」，而忽略了原本可藉運動達到全身肌肉鬆緩後的均長重要性，以及「腹活能」的效能提升的話，反而失去了「要運動」的意義。

這裡將藉由幾個案例來提醒大家——

不要讓運動成為雙面刃！

曾經，有位年約四十歲的上班族為消除「鮪魚肚」，決心運動減肥，卻在籃球場上突然因胸痛昏厥，而被送醫急診。另外有一位三、四十歲的課長級公務員，平常就已忙到累翻，卻在頂頭上司下達的命令下跑步運動，結果途中即駕鶴歸西。還有一位某警察分局隊長，參加三千公尺跑步測驗，結果在跑完全程後，被同事發現坐在椅子上不省人事，緊急送醫急救仍不幸身亡……這類例子不勝枚舉。

如何找出合適且高效能的動法

運動是絕對必要的，但要讓它真正有益於身體，特別是「肌氣」得到改造：一來強化「腹活能」、二來可避開肌肉引起的關節筋骨傷痛，就必須慎選運動的種類與方式。然而運動方式千百種，如何找出或怎麼知道所選的是合適自己的運動方式呢？

從我的病痛經驗和自救過程，以及幫助他人調整的經驗來論，我認為，有下列三個指標或許可供正打算運動的人參考：

「肌肉」多於「脂肪」

人體的脂肪大多囤積於腹部周圍，不幸的是，多種病的元凶也都跟這個滿是脂肪的腹部有關。所以要健康，先決條件就是要遠離「大腹翁、大腹婆」而採取「腰瘦」行動！此時，要做的就是，趕快運用有效的方法，將充滿脂肪的腹部鍛鍊成具有肌肉的蠻腰。

「角度」超越「硬度」

有人因為工作或作息習慣，有人則是隨著年紀而肌筋日漸僵硬，其實這就是痠痛的關鍵源頭。如果不想受困於這種硬度的捆綁，就必須趕快著手將年輕時期的角度找回來，而且就算辛苦、很痛也得勉強先讓肌肉鬆緩，接著才有可能慢慢調回曾經失掉的角度，找回柔軟身體。

「腹活能」強過「肺活量」

就我的經驗，不少人因為想鍛鍊或做運動，到頭來反而傷到身體，這些案例從肌肉到關節骨頭都有。另外也有發生很少人注意到，無法形容的「疲累」狀態。我將它歸納成——想要「練力」、卻成「耗氣」、進而「僵肌」、終成「傷骨」！換言之，忽略最根本也最關鍵的「腹活能」，而去追求不存在的「肺活量」絕對不划算。

如果想運動且不想受傷，「腹活能」絕對是關鍵，因為它是藉由搭配整體腹腔吐納而得到的能量。我認為在此吐納配合之下，肌肉比較不會僵硬，自然就不會輕易傷到筋骨關節。另外，也因為吐納的配合，有如自我充電般使「腹活能」的能量不斷提升，耗氣的情形相對減少，當然就不會損失元氣而感到莫名的疲累了。

不一樣的健走法
——無骨式健走為何優於其他健走？

一提到運動，相信許多人腦中最先冒出的念頭一定是跑步與健走。

對於跑步，我常說，如果你是從年輕時就開始且持續跑的人，或如果你是運動用品的廠商或相關行業的從業人員，那就「情有可原」……否則我比較傾向除了跑步之外，可考慮改選其他更安全且更具效能的動法。

因為，跑步時，每跑一步都得承受身體的重量，光這一點，對肌耐力較差或上了一定年紀的人來說，會有膝關節受傷的疑慮。

針對一般人，我比較建議健走，而且這確實是相當有效果的動法。不過，其中仍有些需要「討論」的地方。下面就來為大家分析一下一般的健走法，與我強力推薦的「無骨式健走」的差異與優劣。

一般的健走法

一般的健走方式是將雙腿打直跨出，
雙臂90度夾著擺甩著走。如下圖所示：

1 跨步走時挺起身體，包括
雙腿也要挺直。

2 手肘抬起夾在腋窩附近，
握著拳配合腳步往前後甩。

3 以快速的步伐行進。

4 並不強調呼吸的方式。

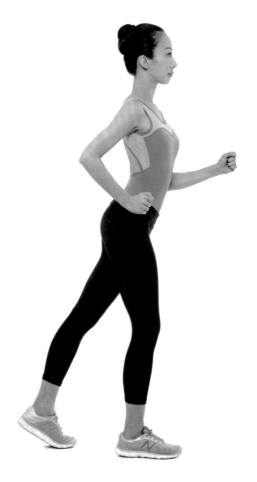

 謝安觀點

綜合觀察，我個人認為有幾點值得商榷：

1. 因為身體挺直，所以雙腿無法跨出最大步，也因此雙腿更關鍵的肌肉
群無法鍛鍊到。

2. 雙手緊握用力擺動，會讓雙手肌肉緊繃根本不利於手臂的氣血循環。

3. 強調快速行進，雖讓人感到有運動的感覺，但相對的更可能產生疲累。

4. 因為沒有適當呼吸法配合，極可能走到氣喘吁吁而出現「耗氣」狀態。

無骨式健走

我自創的無骨式健走,必須搭配腹活能吐納一起進行,除了身體必須完全放鬆外,雙腿跨出的步幅也要盡量大,雙手鬆軟地隨著身體前進時自然擺動。

1 首先全身盡可能處於非緊繃狀態,就彷如台語說的「無骨仔」般的狀態站立著。

2 身體整體下降約五至十公分,以肚臍為中心上半身微微向前傾斜,然後自然跨出步伐。

3 藉著身體一直維持在低姿勢下,盡可能跨出最大步幅(我的身高有一八三公分,我的最大步幅可超過一公尺)。

4 注意力集中在腹腔(或丹田處),其餘如肩、頸、雙手、腰、背等部位處於幾近完全放鬆狀態,猶如隨著不可抗之身體搖擺力量而往前持續跨出步伐。

5 最重要的是採鼻進鼻出方式吐納來配合步伐前進。建議從吐氣時走四步,吸氣時走兩步開始,再逐漸提升到吐氣八步,吸氣兩步(最好不要低於兩步)。

為了讓氣血循還達到最高效能,上半身要刻意處於「放虛」狀態,僅由下半身配合吐納持續跨出最大步幅。如此走法才能走出「肌鬆、氣通」的成果!就我個人來說,我已經鍛鍊到可以吐氣時跨走到十三步左右……請大家務必注意,依個人的身體情況慢慢提升程度。

無骨式健走的優點

1. 集中使用腹腔吐納呼吸方式，減低心肺壓力及負荷。

2. 全身（除了雙腿）鬆肌狀態，有利於血液回送，而達到更佳的氣血循環效能。

3. 盡可能的跨出大步伐，能強化雙腿肌耐力，同時維持髖關節有較為靈活的角度。

4. 持續降低身體跨步行走時，會鍛鍊到膝蓋周圍肌肉群，進而減低膝蓋受傷機率。

5. 搭配腹活能吐納法來走，鍛鍊了「腹活能」有利整體體力及動力的提升。

6. 因為是用「氣」配合走路，因此，當速度快時也不會氣喘吁吁，沒有耗氣就不容易疲累。

7. 配合腹活能吐納法的運用，腹部可以全力燃燒脂肪，而能達到瘦腰的效果。

8. 人體雙腿有肝、膽、脾、胃、腎、膀胱等六個部位的經絡通過，因此藉由無骨式健走還可疏通這些重要的經絡。

在「現代文明病」或稱「生活習慣病」被特別放大的今天，日本人提出「日走萬步可防百病」，於是有人便開發出各種日走萬步的健走法，也確實吸引了一些「有空」的人一日走萬步！

然而，對於社會中有更多是「沒空」，但很需要運動的人，因此針對這些「沒空」族群，我更推薦我所領悟開創的高效能健走方式──「無骨式健走」！

案例： 只是走路，血壓就降下來了

我曾受台北藝術大學教育推廣中心之邀，開過「腹活能」課程，當中有一位四十歲左右的學員，他服務於科學園區，屬於工作時間長、睡眠時間短、生活不正常，也就是我說的「動能不足」的人。

因動能不足，結果體重直線攀升、血壓也隨之飆高，經常超過一百六十。據他說，最嚴重時曾經衝到兩百以上，還好經過急救幸運躲過一劫。

他除了課堂上的東西，加上經過我幫他調氣，特別是他「卯起勁」（他自己稱說為「非一般程度」）地實施我教導的「無骨式健走」，結果他才鍛鍊二個多月，體重就減少了好幾公斤（引起同事驚訝的程度）。更重要的是，血壓也都控制在一百四十以內了。

心肺負擔小、吸氧量大、延長身體黃金期的健身對策

再次強調，我的健身養生理論，包括三個重點：解除**累積傷**的身體調整（修復強化操）、**腹活能吐納**、**無骨式健走**。這可說是我多年專研解剖學和相關健康書集大成的結果，同時我也對此下了一個定義，亦即「肌氣改造」。前面所介紹的每個案例，是整個開發的過程中不同階段遇到的例子，所提供的解除傷痛對策也都依個案而有所不同。

在這本書裡，我想分享的則是，在身體累積傷未爆開之前的平時養生對策，也就是大家更關注的健康、瘦身與年輕化的問題。所以，除了前面所介紹的解除累積傷的修復強化操、腹活能吐納、無骨式健走外，下面也為大家提供幾個修復強化進階操。

常言說，腰好、腿好、腳好就健康，因此，以下三個動作的重點就都著重在強化下盤：腰、背、髖關節、腿、膝等部位。

修復強化操①：跨步雙拋

這個動作是從保齡球運動得到的靈感。搭配腹活能吐納，不只是可延展全身肌肉長度，同時也強化腰部到背部的肌肉群。

就像拋出保齡球般，但須
兩隻手一起拋出與撈回，
最後再回到最初的動作。

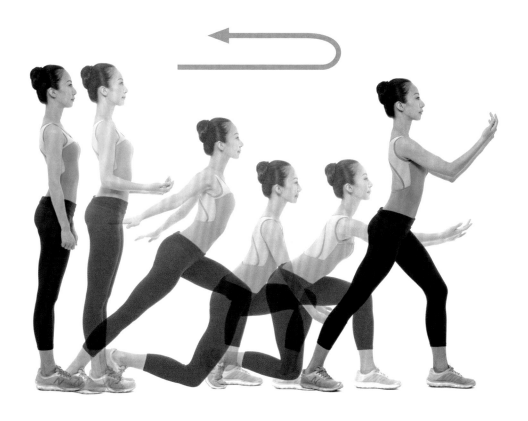

進階版
修復強化操②：相撲蹲走

這是強化髖關節（或整體下盤）的最佳動作，除了靈活髖關節角度，同時也強化雙腿肌肉。

> **1** 將背打直，兩腳大大張開後，身體緩緩地下壓並盡可能地放低。
>
> **2** 保持高度，然後左右腿交替，一步一步往前走。

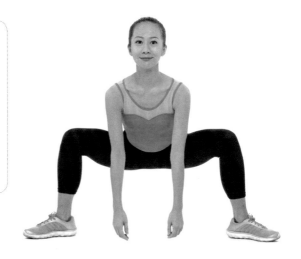

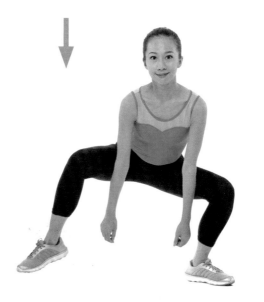

進階版
修復強化操③：海豚搖臀

這是鬆緩、強化腰關節相關肌肉群最佳動作。（請注意！腰部不舒服的人，請先解除累積傷之後再做此動作。）

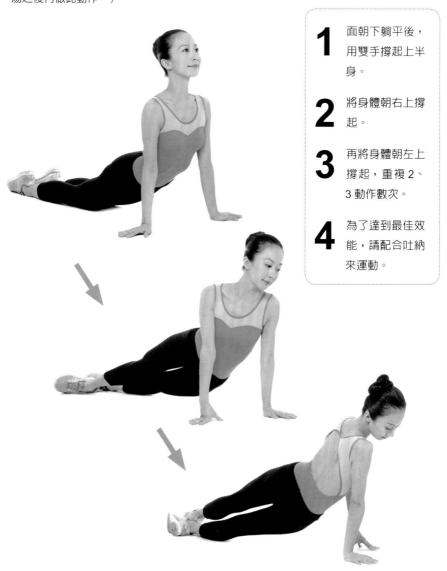

1 面朝下躺平後，用雙手撐起上半身。

2 將身體朝右上撐起。

3 再將身體朝左上撐起，重複2、3動作數次。

4 為了達到最佳效能，請配合吐納來運動。

「無骨式健走」Q & A ——

Q：請問「無骨式健走」需要每天走嗎？每次要走多久呢？

A：因為「無骨式健走」能同時鍛鍊到肌與氣兩大部分，不同於一般健走（強調「萬步」），每次只需走個十五分鐘即可，也因為所需時間不長，所以天天都可走！

Q：「無骨式健走」哪個時段走比較理想呢？

A：基本上，「無骨式健走」跟其他運動一樣，最好避開飯前、飯後及睡前的一小時內進行。

Q：「無骨式健走」有強調行走速度嗎？

A：就初階入門者來說，首先注意適應問題即可，速度不是首要考量。而當已經習慣「無骨式健走」模式之後，就可視體能狀況來調整速度的快慢行進。

Q：「無骨式健走」需要注意什麼穿著？

A：跟一般運動不同的是，無骨式健走強調跨大步行走，因此下半身的穿著最好不要選擇緊到影響膝關節與髖關節的褲子。

Q ： 「無骨式健走」有什麼需要特別注意的事項嗎？

A ： 由於無骨式健走和修復強化進階操，會有強調彎腿、跨大步走的部分，因此會利用到腿部肌耐力，請大家務必以循序漸進方式慢慢加大步伐。另外，因為需配合呼吸或吐納，所以不要在廢氣汙染嚴重的地方運動和健走比較理想。

Q ： 進行「無骨式健走」之前需要什麼樣的「準備」？

A ： 除非刻意加速行走，否則「無骨式健走」是一個最輕鬆不用使勁的走法，但因為需要跨出大步伐，所以最好先檢查自己的髖、膝關節部位的情形。如果一開始無法跨出太大的步伐也毋須擔憂，因為當往後越走肌肉越鬆時，髖關節角度就會越大，而能跨出較理想的大步伐。

Q ： 為什麼要選擇「無骨式健走」？

A ： 就如先前陸續提到的，「無骨式健走」所強調的是可以帶來真正的「肌鬆」與「氣通」。因此，這種搭配適當的呼吸與肌肉不緊張的走路和伸展運動對策，不只可鬆緩肌肉還可解除關節痠痛危機以達到保養筋骨之效，同時強化了「腹活能」，而加強新陳代謝力促使細胞更生加速，進而活化各器官組織。最重要的，也因為動作時靠著腹腔吐納的配合運用，促使腰部周圍的脂肪燃燒與肌肉化，進一步達到瘦腰效果！

總之，集結腹活能吐納、修復強化操和無骨式健走的「肌氣改造法」，或為了便於口說也可稱為「無骨式健走操」，是一個可兼顧瘦腰及保養筋骨的逆齡最佳運動，而且不需耗費時間走上「萬步」，就能達到燃燒脂肪與最大吸氧量的效果。

這主要是因為，無骨式健走操充分使用到占身體肌肉最大比例的下半身──雙腿，加上腹活能吐納法的配合，可加速腹部脂肪燃燒而讓粗壯的腰圍日漸縮收，再者，全身放鬆以及最大步伐的跨走方式，可同時鬆緩筋骨而不使之呈現「退化」。最重要的，在「腹活能」加強下，血液內的含氧量也大幅增加，加速細胞更生而讓人更顯年輕！只要大家願意親身實踐，就一定能感受到這種「運動、瘦身、保養三合一」的好處。

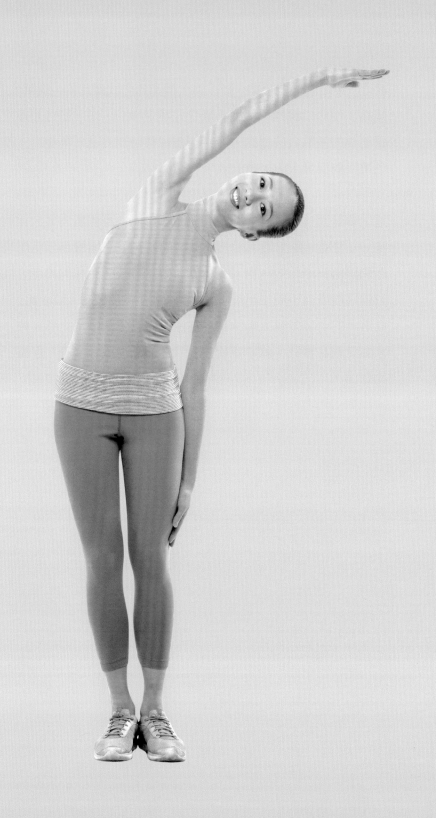

6

我的抗退化飲食法

「吃」是影響健康的首要因素！為了健康、為了不讓身體各個器官組織的機能表現「退步」，希望大家都能花點時間找到最適合自己的健康飲食法。

有人說，除了遺傳因子、性別外，病菌的侵入或飲食、運動等可能影響身體健康的外在要因，更不可輕忽。特別是現代人普遍生活習慣不良，人人每天所進行的「吃」「動」「眠」三大基本生存模式中，又以「吃」為關鍵指標。飲食既是治病的良方，也是致病的原因！

「吃」的不對是影響健康的首要因素！不只是飲食不當、不節制，甚至用來治病的西藥、中藥、民間偏方都會對身體造成不好的影響，譬如：台灣人既有的不怎麼光榮的「世界第一」——痛風罹患率。有研究指出，痛風除了跟高普林有關之外，高油高糖的飲食也會造成血中尿酸太高，而讓尿酸鹽結晶沉澱於關節，進而引發痛風。也就是說，痛風與高熱量飲食息息相關。

再舉一個我相當關注的現象——造成酸性體質的飲食正侵蝕我們的健康。經濟富裕後，飲食走向精緻化，人們更養成了大量吃肉、白米、糖、精製麵粉類食品、化學添加物等不良的飲食習慣。這種飲食容易造成血液酸化，進而讓人產生莫名不適或說不上來的疲憊感，甚至頭痛等症狀。

一旦了解了飲食的嚴重影響，就不應該繼續放縱口欲、隨便吃。我也是在知道飲食與身體健康相輔相成後，開始變得挑剔起來。在這之前，我基於想了解不挑或不節制地吃會造成身體什麼樣的反應，在實驗心態下，一整年除了早餐幾乎餐餐外食。

記得天天外食的那一年裡，最痛苦的就是不時會踩到「地雷」——吃

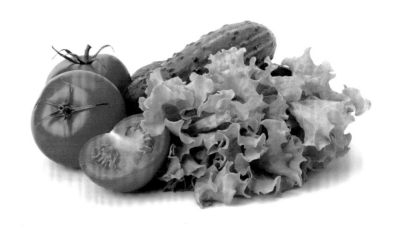

到含超量味精的菜，往往讓我難過許久。雖然應該是吃進了不少「問題」，但可能我的代謝能力不錯，很幸運的沒吃成驚人的病痛（目前只有因膽囊結石而開過刀）。不過，在此呼籲大家不要隨意測試自己的能耐，因為沒有人可以預測，不好的飲食會在身體累積出什麼樣的結果。

接下來，我將與大家分享，我近年對於「吃」的考究與看法，是經過我思考和實驗所整理出來的「吃」法。但畢竟每個人的生活條件不一樣，因此建議大家，最好也能稍微做一下功課，嘗試一段時間後，修正成最適合自己的飲食法再定型下來。

話說，凡事都需有「磨合期」！為了健康、為了不讓身體各個器官組織的機能表現「退步」，希望大家都能花點時間找到最適合自己的健康飲食法。

下面先與大家分享我的四大飲食原則：

①每天四餐八分飽，
主食米飯不吃牛

從小我的身材就一直是「瘦排骨」型，長大成人之後也沒什麼改變。但近年考量到強化「腹活能」需要相當的肌肉（肌耐力）配合，尤其是我認為肌肉的多寡是抗退化或老化的決定性要件，所以，我選擇每天吃四餐！

在主食的選擇上，我應該是受到「吃飯」這個根深蒂固的觀念影響，非吃米飯不可！雖然，常有研究報導精製米食與糖尿病有關，但除了偶爾吃玉米外，我仍以米飯為主食，不過分量不多，一小碗，配很多的菜，正所謂「多吃菜，少吃飯」。

蛋白質的攝取上，因為小時候母親常燉補雞肉，加上家裡曾經營養雞場，習慣餐餐有雞肉，這麼多年都不覺得膩。所以肉類自然以雞肉為主，有時會換吃豬肉，牛肉則已經有十幾年沒吃了，因為一吃牛肉，身體會有一些異樣「反應」，於是斷絕牛肉。此外，我也會特別注意「多種菜色」。為了達到吃多種不一樣的食物，我中餐和傍晚餐會分別吃魚、吃肉。也就是說，如果午餐吃肉，傍晚餐我就改吃魚。另外，我也視水果為「菜色」之一，隨時都準備兩種以上的水果。

②不吃加工食品，
   更嚴拒化學調味料

除了我刻意「實驗」的那一年什麼都不避諱地吃之外，我已經執行不碰加工食品很長一段時間。除了不安心之外，主要是我認為只要食材新鮮，不過度烹調就一定好吃。

我大概是從去日本留學之後，就拒絕使用「味精」了。我印象最深的一次是，參加好友的喜宴，因為吃了味精含量過高的菜餚，導致心悸、極端口渴、嘴巴不對勁……折騰了三天才恢復正常。那可以說是我這一生最痛苦的一餐。雖然自己家裡已不用味精之類的調味料，但偶爾外食仍不能避免，只能冒著被罵的可能跟店家要求：「請不要放味素，拜託拜託……」

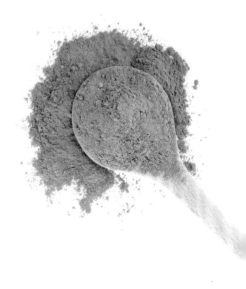

③飲料只喝白開水，
　點心最愛堅果類

我不喝茶或咖啡，是因為會心悸、胃不舒服、睡不著……可能是咖啡因的關係吧！至於罐裝飲料，都被我歸類為「糖水」，既然是「糖水」，當然不能喝了。果汁的話，我寧願選擇可以吃到纖維質的水果，而且生活在台灣這個水果王國，水果種類豐富而且甜美又多汁，直接吃水果絕對勝過喝果汁！

此外，我也幾乎不吃糕餅甜點類，主要是為了「避糖」（特別是便宜的糖精），而選擇原味的堅果類，例如杏仁、松子、核桃、腰果、栗子……等。除了因為堅果的營養成分豐富，含較高蛋白質、維生素E、微量元素外，同時也是想藉此滿足多樣性的飲食內容，而且我也會注意──少量多樣！

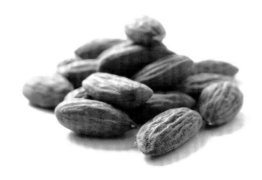

④蒸煮烹飪是王道，
避免長期只吃幾種食物

外食時當然閃不過，但只要在家裡，絕對都以蒸煮方式烹飪。確切從什麼時候開始已不記得，但已相當習慣這樣的烹煮法。電鍋同時也當蒸鍋用，說真的，還練就相當的功夫──單靠蒸煮，就可煮出一桌好菜。我總認為，不炒炸，家中沒有油味，何樂而不為？！

此外，在關節痠痛方面的研究，也讓我領悟到「長期偏用」（才會造成痠痛）的致命原則，所以飲食上我堅持──不能因為偏好而持續大量吃同樣的東西，否則，一定會出狀況。

根據各種的研究報告和我自身的「考量」，有三個我特別關注的問題也藉此與大家分享：

1. 食物的酸鹼性問題。它的影響力非同小可，舉凡血液、骨骼、皮膚、胃液，甚至整體免疫力……牽涉廣泛。

2. 食物的「熱溫涼寒」性質。因為有切膚之痛，所以我會特別注意。話說我曾經一時不察，連續好幾天吃太多奇異果及香蕉一類的寒涼性食物，結果好幾天瀉肚子。

3. 空腹時不吃刺激性的食物。主要是「考量」善待身體的所有器官、組織，不讓它們受到刺激或傷害，而導致機能退化。

希望大家也能將這三個考量因素放進自己平常的飲食習慣中。

除了主要代表酸性食物的米、麵、魚、肉之外，為了平衡酸鹼值，我刻意選擇食用的鹼性食物有下列品項：

生活中容易取得的鹼性食物：

葡萄、番茄、香蕉、橘子、蘋果、梨子、柿子、西瓜、檸檬、櫻桃、葡萄乾、菠菜、紅豆、油菜、豆腐、芋頭、牛蒡、海帶、高麗菜、紅蘿蔔、芹菜、蓮藕、竹筍、地瓜、茄子、洋蔥、香菇、栗子、黃瓜、馬鈴薯、白菜以及葡萄酒等。

關於吃進去後的廢棄物排出

俗話說：吃的進去也要排得出來……

一般在探討所謂「三高」的代謝問題時，專家們除了呼籲盡量克制攝取高熱量的食物之外，同時也會叮嚀多吃些高纖維質的食物。如果從「排出」角度來看，的確，光是吃些精製食品，不僅無助於蠕動消化，甚至會造成「災禍」──宿便的固積。特別是對於「動能不足」的現代人更是如此！

這裡提出一個曾經遇過的案例給各位參考：

有一年我到日本東京幫一位退休的社長（當時七十二歲）調整身體，他是在經過兩個癌症手術幾個月後接受我的調整，記得第一天調完後，隔天早上他一見到我就非常「興奮」的告訴我，整個身體「變輕」了！也沒等我問清楚原因，他接著提更高的聲調說：「活了這麼大把年紀了，今天還是有生以來首次拉到幾乎馬桶快滿……」

其實在我幫他調整的過程中，除了我的按壓之外，也要求他配合做腹活能吐納。藉由身體臟器按摩等於他間接做了可促進排除宿便的運動，而使常年的宿便一掃而空。

從這個案例可知，除了吃進去的要注意，能幫助體內自我按摩的腹活能吐納法也不可少！吃進去的部分是關鍵，若能輔以腹活能吐納，在「排出」的工程上，也一定會有成效！

我，天天快樂吃進，也天天順暢排出，完全沒給自己體內留下可能造成「退化」的機會。

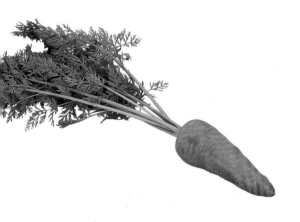

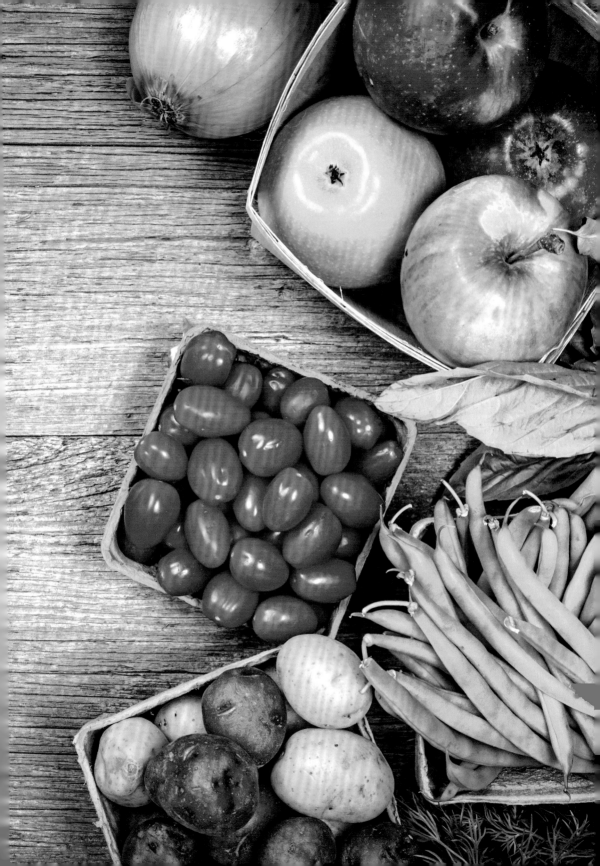

結語
贈與有緣人

再提醒一次——

我，謝安，三十三歲那年，從上班族轉行成為藝術創作者，
十幾年的藝術創作生涯下來，搞到幾乎只剩下空殼形骸，
最後在四十八歲那一年身體大崩壞，開始加入「逛醫院」
行列，多次進出醫院診療室「喬」筋骨。由於歷盡多個醫
師猛烈拉扯筋肉，經歷「痛不欲生」之苦仍然治療未果，
於是在不服氣、不放棄下開始研究解剖學和有關身體機能
的書並自我鍛鍊，終於苦心有成，不只恢復健康，甚至還
回春，變得更年輕。

目前還不斷的親身實驗，證明上年紀跟退化沒有絕對關係，
而持續實踐不增加心臟負擔和肌肉緊張的無骨式健走操。
值得一提的是，今年過年期間我刻意增加肌肉量，體重多
了七公斤，腰圍卻完全沒變！

相信諸君在看完我那幾可獲頒勳章的輝煌病痛史後，更能
明白——如果謝安可以，那你沒有什麼道理做不到。

當然，最重要的是——即知即行。在有所體悟下立刻身體
力行，依循書中所示範的方法與動作，快去找回你那因「未
知」而逃離不遠的青春肉體吧！

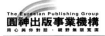 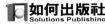

http://www.booklife.com.tw   reader@mail.eurasian.com.tw

Happy Body 140

超神奇！延展身體黃金期的無骨式健走操！

—— 年輕20歲、解除累積傷，遠離各種病痛！
（附贈「無骨式健走‧修復強化進階操」DVD）

作　　者／謝　安
發 行 人／簡志忠
出 版 者／如何出版社有限公司
地　　址／台北市南京東路四段50號6樓之1
電　　話／（02）2579-6600‧2579-8800‧2570-3939
傳　　真／（02）2579-0338‧2577-3220‧2570-3636
郵撥帳號／19423086　如何出版社有限公司
總 編 輯／陳秋月
主　　編／林欣儀
責任編輯／張雅慧
專案企劃／沈蕙婷
美術編輯／金益健
行銷企畫／吳幸芳‧陳姵蒨
印務統籌／林永潔‧高榮祥
監　　印／高榮祥
校　　對／謝　安‧張雅慧‧郭純靜
排　　版／莊寶鈴
經 銷 商／叩應股份有限公司
法律顧問／圓神出版事業機構法律顧問　蕭雄淋律師
印　　刷／龍岡數位文化股份有限公司
2014年9月　初版

定價 360 元　　　　ISBN 978-986-136-400-1

我不服醫生所謂的「自然退化」説！正因爲不死心，才讓我幾度從鬼
門關撿回一命，更克服了退化、老化的宿命論，越活越勇健。

──《超神奇!延展身體黃金期的無骨式健走操》

◆ **很喜歡這本書，很想要分享**

圓神書活網線上提供團購優惠，
或洽讀者服務部 02-2579-6600。

◆ **美好生活的提案家，期待為您服務**

圓神書活網 www.Booklife.com.tw
非會員歡迎體驗優惠，會員獨享累計福利！

國家圖書館出版品預行編目資料

超神奇！延展身體黃金期的無骨式健走操！──年輕20歲、解除累積傷，
遠離各種病痛！（附贈「無骨式健走‧修復強化進階操」DVD）／謝安作. --
初版 -- 臺北市：如何，2014.09
154 面；17×23公分 --（Happy Body；140）

ISBN 978-986-136-400-1（平裝）
1.呼吸法 2.健康法

411.12   103014338

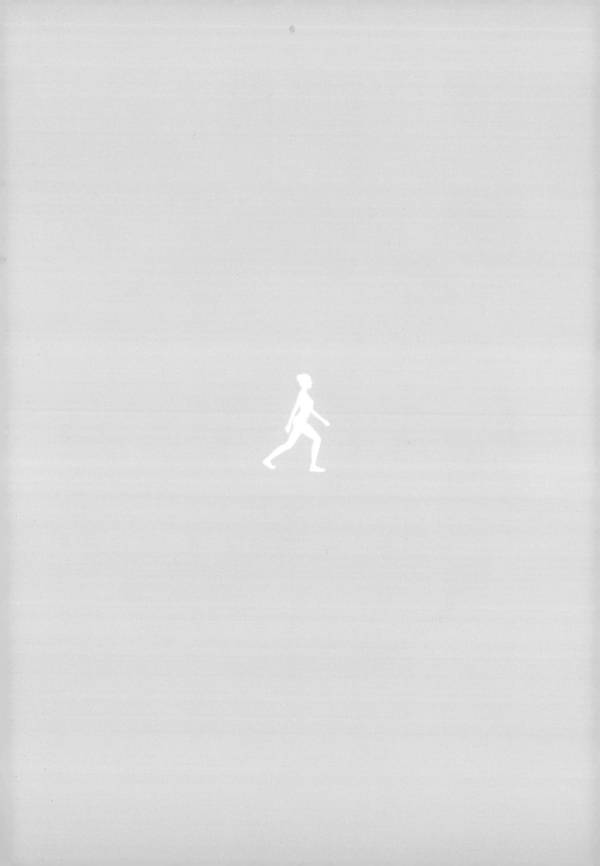

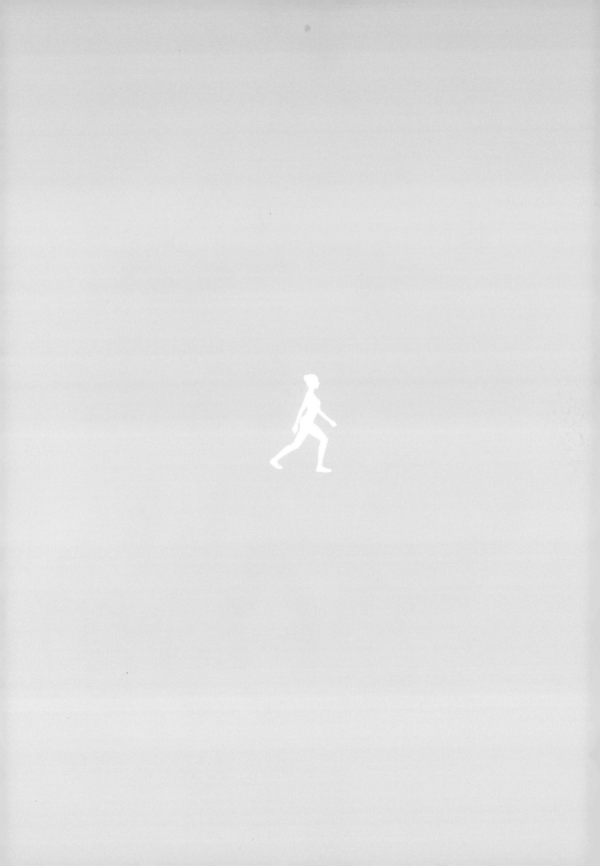